穴位磁疗

艾成松 何经恕 唐娟辉 著

中医古籍出版社
Publishing House of Ancient Chinese Medical Books

图书在版编目(CIP)数据

穴位磁疗 / 艾成松,何经恕,唐娟辉著.—北京:中医古籍出版社,2021.5(2022.2 重印)
ISBN 978-7-5152-2217-2

Ⅰ.①穴… Ⅱ.①艾… ②何… ③唐… Ⅲ.①穴位—磁疗法

Ⅳ.① R224 ② R454.1

中国版本图书馆 CIP 数据核字(2021)第 008351 号

穴位磁疗

艾成松　何经恕　唐娟辉　著

责任编辑	张　磊
文字编辑	于　佳
封面设计	韩博玥
出版发行	中医古籍出版社
社　　址	北京市东城区东直门内南小街16号(100700)
电　　话	010-64089446(总编室)　010-64002949(发行部)
网　　址	www.zhongyiguji.com.cn
印　　刷	河北文曲印刷有限公司
开　　本	787mm×1092mm　1/32
印　　张	4.75
字　　数	93 千字
版　　次	2021年5月第1版　2022年2月第2次印刷
书　　号	ISBN 978-7-5152-2217-2
定　　价	18.00 元

作者简介

艾成松，男，汉族，1952年12月4日出生于湖南省平江县城关镇辜家，幼年丧母，被寄养于姨父母家，后过继。1968年知青下放，1991年本科毕业于湖南教育学院生物专业。大学毕业后在平江县第五中学从事高中生物课教学，任中学高级教师。课余，从事磁疗研究，被中国康复医学会湖南分会吸收为会员。撰写的《静磁治疗感冒80例》发表于《生物磁学》1995年2期，《经穴敷磁治疗中风偏瘫80例》发表于《生物磁学》2001年1期，《经穴敷磁治疗痤疮45例》发表于《生物磁学》2003年3卷1期。

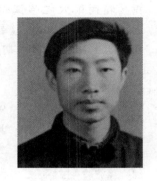

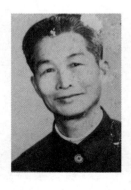

何经恕（1918年9月—1992年5月），男，湖南湘潭市人。汉族，黄埔军校同学会长沙分会会员，荣立解放战争上海战役二等功。中华人民共和国成立后从事中医针灸工作，行医40多年，精心钻研，至20世纪70年代开始用磁片贴敷穴位代替针灸，具有扎实的中医理论

基础和丰富的实践经验。1982年11月2日《湖南科技报》报道《何经恕用磁疗治愈不少疑难杂症》。1986年7月15日《湖南日报》刊登了《我也为山区做点贡献》一文,报道了何经恕老中医对病人进行磁疗的事迹。所撰《精简配穴之临证心得》一文发表于《湖南医药杂志》1982年第4期,《针灸医案八则》发表于《湖南医药杂志》1982年第5期。

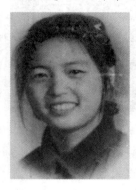

唐娟辉,女,汉族,1957年9月15日出生于湖南省平江县官塘农场,长期从事磁疗实践、研究,特别是运用磁疗治中风后遗症,有独特疗效。参与撰写《经穴敷磁治疗痤疮45例》,后发表于《生物磁学》(2003年3卷1期)。

前　言

　　磁场疗法是利用磁场作用于身体以治疗疾病的一种物理疗法，包括内服及敷贴等。我国早在两千多年前就已经利用磁石治疗疾病，是全世界最早利用磁石治病的国家。西汉淳于意曾说"自炼五石，服之治病"，五石之一就是磁石。唐代孙思邈《备急千金要方》中提到磁石粉末外敷治金疮出血。明代李时珍所著《本草纲目》详细记载磁石的十多种应用，如磁石能"明目聪耳"，能治"诸般肿毒，大肠脱肛和小儿惊痫"等病。清代的《格致镜原》记述了以磁石做枕，可使人老而不昏。近几十年来，随着科学技术的进步，磁疗治病的效率大大提高。

　　在临床应用磁疗治病上，我国已经积累了丰富的经验。磁场主要有止痛、消炎、消肿、止泻、降压等作用，其适应证广泛，疗效显著，可以治疗很多种疾病，安全可靠，治疗过程无创伤、无痛苦，经济方便，副作用少。

　　本书注重磁场极性（N极和S极）的运用。用小磁片贴敷经络穴位，将针灸的取穴方法和经络理论应用于磁疗，以图文结合的方式，使患者能准确找到穴位，贴敷磁片进行治疗。

　　本书参考了《生物磁学——应用、技术、原理》

《新编磁疗学》《针灸学》等书刊，在此对被引用资料的原作者表示感谢。本书得到原湖南教育学院李荣光、汤佩佑老师的大力支持，以及艾翅翔、艾超群（女）、安平（女）、邱超凡的大力帮助，特表感谢。

磁场疗法是涉及多学科的一个新领域，本人水平有限，难免有疏漏和不妥之处，敬请读者批评指正。

目 录

第一章 磁场的基本知识 ………………………… 1
一、磁性和磁极 ……………………… 1
二、磁化和磁感应 …………………… 3
三、磁场和磁力线 …………………… 3
四、磁现象的电本质 ………………… 5
五、磁感应强度和磁场的类型 ……… 6

第二章 磁场与经络 ……………………………… 8
一、人体磁场 ………………………… 8
二、经络与穴位的概念 ……………… 9
三、经络的生理功能 ………………… 9
四、磁场对经络穴位的作用 ………… 10
五、常用经络穴位定位法 …………… 10

第三章 磁场的治疗作用 ………………………… 13
一、镇痛作用 ………………………… 13
二、镇静作用 ………………………… 14
三、消炎作用 ………………………… 14
四、消肿作用 ………………………… 15
五、降压作用 ………………………… 16
六、降血脂作用 ……………………… 17

七、止泻作用 …………………………………… 17

第四章 磁疗器械 …………………………………… **18**
　一、医用磁片 …………………………………… 18
　二、几种常见的磁疗器械 ……………………… 19
　三、旋转磁疗机 ………………………………… 19
　四、电磁治疗机 ………………………………… 20

第五章 磁疗方法 …………………………………… **21**
　一、静磁法 ……………………………………… 21
　二、动磁法 ……………………………………… 24

第六章 磁疗的临床应用 …………………………… **26**
　第一节 内科疾病的应用 ……………………… 26
　第二节 外科疾病的应用 ……………………… 76
　第三节 其他疾病的应用 ……………………… 101

第七章 磁疗剂量、疗程及副作用 ………………… **114**
　一、磁疗剂量 …………………………………… 114
　二、磁疗疗程 …………………………………… 115
　三、磁疗的副作用 ……………………………… 116

第八章 磁疗的禁忌证及注意事项 ………………… **118**
　一、磁疗的禁忌证 ……………………………… 118
　二、磁疗的注意事项 …………………………… 118

附录 ·· **120**
　精简配穴之临证心得 ·························· 120
　针灸医案八则 ································ 125
　经穴敷磁治疗痤疮 45 例 ······················ 131
　经穴敷磁治疗中风偏瘫 80 例 ··················· 133
　静磁治疗感冒 80 例 ·························· 136

第一章 磁场的基本知识

现代科学技术的发展已经证明：一切物质（包括生物体）都具有或强或弱的磁性，任何空间（包括生物体内外）都存在或高或低的磁场，这是磁场治疗疾病的理论基础。

一、磁性和磁极

磁体能够吸引铁、钴、镍等金属的性质叫作磁性。能够长期保持磁性的物体叫作永磁体，有天然磁体和人造磁体两种。天然磁体是由四氧化三铁（Fe_3O_4）组成的砂石。人造磁体是指人工将磁性材料置于充磁机中，经过充磁后，磁性材料成为永磁体，如医疗中常用的磁片。磁体的各部分磁性强弱不同，如果将条形磁铁投入铁屑中，再取出时可以发现，磁铁两端吸引的铁屑最多，即磁性最强，中间吸引铁屑最少，即磁性最弱。我们把磁性最强的区域叫作磁极，一个磁铁有两个极。（图1-1）

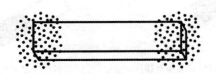

图1-1 条形磁铁的磁极

如果用线于条形磁铁中点将其悬挂起来，使它能够

穴位磁疗

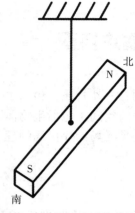

图 1-2 条形磁铁的两极

在水平面内自由转动（图 1-2），当它静止时两极总是分别指向南北方向。我们规定指向南方的一端叫作南极（用 S 表示），指向北方的一端叫作北极（用 N 表示）。

如果将一根磁铁悬挂起来使它可以自由转动，并用另一根磁铁接近它，则同名磁极之间相互排斥，异名磁极之间相互吸引。（图 1-3）

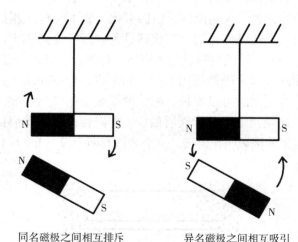

同名磁极之间相互排斥　　异名磁极之间相互吸引

图 1-3 磁极间的相互作用

任一磁体都有两个磁极——N 极和 S 极。不能用任何方法分开 N 极和 S 极，即不能分为单一的 N 极或 S 极（不论磁体的大小），而 N 极和 S 极总是同时存在于同一个磁体。（图 1-4）

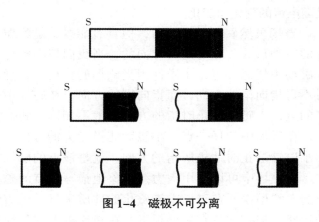

图 1-4　磁极不可分离

二、磁化和磁感应

铁棒原本对外不显磁性，不能吸引铁屑，但当一块磁铁靠近它时，它在磁铁作用下对外显磁性，能吸引铁屑，这种原来不显磁性的物体对外显示磁性的过程叫作磁化，在磁体附近被磁化的现象称为磁感应。

三、磁场和磁力线

磁场是由运动电荷式电场的变化而产生的。在一个条形磁铁周围放一些小磁针，磁针静止时不再指南北方向，说明磁针受到磁铁的作用力；又如将磁铁靠近铁屑，铁屑会吸附到磁铁上；磁体之间同名磁极相互排斥，异名磁极相互吸引。上述现象是怎样产生的呢？这

穴位磁疗

是因为磁体的周围空间存在着磁场,小磁针等受到磁铁的磁场作用。磁场的基本性质就是对处在它里面的磁体或电流有磁场力的作用。电磁体周围同样存在磁场,只是随电流的变化而变化。

磁场虽然看不见摸不着,但具有能量,是物质存在的一种形式。磁场是有方向的,当我们把小磁针放在磁场中任意一点,小磁针因受磁场的作用力,静止时不再指向南北方向,而指向别的方向,在磁场中不同的点,小磁针静止时指的方向一般不相同。我们规定,在磁场中的任一点,小磁针北极受力的方向,亦即小磁针静止时北极所指的方向,就是该点的磁场方向。在磁场中可以利用磁力线形象地描写各点的磁场方向,常用铁屑在磁场中被磁化的性质来显示磁力线的形状。把磁铁放在玻璃板下,在玻璃板上均匀地撒一层铁屑,细铁屑在磁场里被磁化成"小磁针",轻敲玻璃板时,"小磁针"便在磁场的作用下转动,在静止时呈规则排列,排成许多条顺滑的曲线,曲线上任一点的切线方向都跟放在该点的磁针北极所指的方向一致。所谓磁力线是在磁场中画出一些有方向的曲线,在这些曲线上,每一点的切线方向都跟该点磁场方向一致。(图1-5)

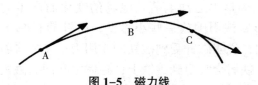

图1-5 磁力线

磁力线都是从磁铁北极出来,进入磁铁南极,在磁体内部从南极回到北极,形成封闭曲线。

磁场不仅有方向性,而且强弱也不同。磁场强弱可以用磁力线的疏密来表示,在磁场强度大的地方磁力线密一些,磁场强度小的地方磁力线稀一些。靠近磁极的空间,磁力线密度大,磁场强;远离磁极的空间,磁力线密度小,磁场弱。

四、磁现象的电本质

磁极和电流都能够产生磁场,磁场对磁极和电流都有磁场力的作用。19世纪杰出的法国科学家安培提出了分子电流假说,他认为:在原子、分子等物质微粒内部存在一种环形电流,叫作分子电流。分子电流使每一个物质微粒成为一个微小磁体,其两侧相当于两极。(图1-6)

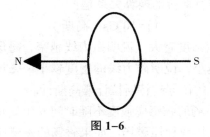

图1-6

这两个磁极跟分子电流不可分割地联系起来,在宏观上就会显示出磁性。当时人们还不了解原子结构,因此不能解释物质内部的分子环流。现在我们知道,原子是由带正电的原子核和绕核旋转的电子(带负电)组成的。电子不仅绕核旋转,而且还有自旋。分子等微观粒子内电子的这些运动形成了"分子环流",这是物质磁性的基本来源。

软铁棒在外界磁场中,各分子环流取向大致相同,软铁棒就被磁化了,两端形成磁极。磁体受到高温或猛烈地敲击会失去磁性,这是因为在激烈的热运动或机械运动的影响下,分子电流的取向又变得杂乱了,从而失去磁性。

五、磁感应强度和磁场的类型

磁感应强度(用 B 表示)是用来描述磁场强弱的物理量。在国际单位制中,其单位为特斯拉,记为 T。

$$1T = 1 \text{ 牛顿} / (\text{库伦} \cdot \text{米} / \text{秒})$$

$$1T = 10^3 mT \text{(毫特斯拉)}$$

另一单位是高斯,记为 Gs,它并不属于国际单位制。高斯与特斯拉的换算关系是:

$$1T = 10^4 Gs \text{(高斯)}$$

磁感应强度越大,说明磁力线越密,磁场越强;磁感应强度越小,说明磁力线的密度越小,磁场越弱。测量磁场强度的仪器称特斯拉计或高斯计。

如果磁场的磁感应强度不随时间发生变化,该磁场被称为静磁场或稳恒磁场。如果磁场的磁感应强度随时间的改变而变化,该磁场被称为动磁场或可变磁场。由于变化的形式不同,动磁场可分为交变磁场、脉动磁场、脉冲磁场等几种形式。

在一定空间范围内,各点的磁场强度不相等,随着

第一章 磁场的基本知识

距离的增大，各点的磁场强度逐渐减弱，称为非均匀磁场，也就是有磁场梯度。如磁片贴近其磁极面时，磁场强度最大，随着与磁极面距离的加大，磁场强度愈弱，也就是磁场梯度较大。

第二章 磁场与经络

一、人体磁场

我们上节已经讲过,任何物质都具有磁性,任何地方都存在磁场,人体也不例外,只是磁场非常微弱。

在通常状况下人体磁场产生因素可归纳如下:

1. 人体内生物电荷的运动产生的磁场。人体的肌肉、神经、器官和组织的活动,往往伴随着微弱的生物电流。运动的电荷产生磁场,生物电流形成的同时产生了生物磁场,如心磁场、脑磁场、肌磁场等。

2. 由生物磁性材料产生的感应磁场。组成人活体的物质具有一定的磁性,称为"生物磁性材料",它们在地磁场或其他外界磁场作用下会产生感应磁场,如肝、脾等器官组织所呈现的磁场。

3. 由外界进入人体内部的强磁性物质产生的剩余磁场。如铁矿石(Fe_3O_4)粉尘通过呼吸道进入人体肺部,以及通过食物进入肠、胃等,这些强磁性粉末在外界磁场作用下被磁化,产生剩余磁场,肺磁场即属于此类。

4. 实验结果表明,一些气功师及特异功能者在气功状态时也能表现一定的磁场。人体的某些穴位在功能状态下的磁场与正常状态下的磁场存在着明显的差异,通常人体的磁性活动表现出来的磁场强度都很弱。例如：正常人的心磁场强度约为 10^{-6} 高斯，受损时约为 5×10^{-7} 高斯；肺磁场强度为 $10^{-7}\sim10^{-4}$ 高斯；自发脑磁场强度约为 10^{-8} 高斯。

二、经络与穴位的概念

经络学说是祖国医学的主要组成部分，主要解释人体经络的实质作用及意义，指导针灸治病的临床实践，是针灸学的理论基础。

经络穴位是客观存在的，并且可用仪器测得，如穴位处的电阻低于周围而电位较高。

湖南医学院（今中南大学湘雅医学院）用红外线测定法观察旋磁场作用一侧合谷穴时，对侧皮温和本侧皮温同样有增加，而本侧内关却无明显变化。

经络是经脉和络脉的总称。"经"是指十二经脉和奇经八脉，贯通上下，沟通内外，是经络系统的主干；"络"是经的分支，比经脉细小，纵横交错，网络全身。穴位是脏腑、经络之气输注于体表的部位。

三、经络的生理功能

经络具有联络脏腑和肢体的作用，使人体的各个部分组成一个有机的整体，并能够进行复杂的功能活动。经络具有运行气血、濡养全身的作用，是人体生命活动的物质基础。经络具有抵抗外邪、保卫机体的作用，是因为经络能"行气血而营阴阳"，使卫气密布于皮肤之中，加强了皮肤的卫外作用。

四、磁场对经络穴位的作用

磁场是人类生存的环境条件之一。磁场与针刺、灸等一样属于物理能。当人体的某一特定穴位接受外界物理能后,可引起局部感受器兴奋而产生生物电,也会出现经络之"气",沿经络路线进行传导。湖北医学院(今武汉大学医学部)用磁流体注射于动物相似于人的内关、鸠尾两穴,两周后观察到动物全心舒张期延长、心率降低。有报道称,以穴位磁疗法治疗胃肠功能性疾病1924例,显效率为88.56%;中山医大一附院以磁片贴敷心俞、心前区、膻中、内关等穴治疗隐性冠心病,有效率达80.5%。这表明,磁场作用于经络穴位后产生感传效应,类似针刺穴位或其他物理能刺激穴位产生作用与生物学效应。

临床大量实践证明,磁场作用于经络穴位对很多疾病可以具有治疗作用,特别是机能性疾病。因此,经络穴位在磁疗实践中具有重要作用。

五、常用经络穴位定位法

经络穴位定位是否准确,与治疗效果有直接关系,因此,准确定位是不可缺少的一环。现将经络穴位常用的定位方法介绍如下:

1. 骨度分寸法

骨度分寸法是取穴的依据,即将人体各个部位的距离规定为一定的分寸,作为量取穴位的标准。例如腕横纹到肘横纹为一尺二寸。不论男女、老幼、高矮、胖

第二章 磁场与经络

瘦都是一样，也就是把这段距离划成十二个等分。取穴时，就将其作为折算量取的标准。

2. 手指同身寸法

手指同身寸是以患者的手指为标准，进行测量定穴的方法。医者常用自己的手指比量取穴，但须参照患者身材的高矮情况适当选取增减比例。

（1）中指同身寸：是以患者中指中节屈曲时，内侧两端纹头之间作为1寸，可用于四肢部取穴的直寸和背部取穴的横寸。（图2-1）

（2）拇指同身寸：是以患者拇指指关节的横度作1寸，亦适用于四肢部的直寸取穴。（图2-2）

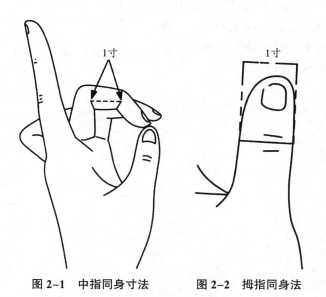

图2-1 中指同身寸法　　图2-2 拇指同身法

穴位磁疗

（3）横指同身寸：是将患者食指、中指、无名指和小指并拢，以中指中节横纹处为准，四横指相当3寸。多用于下肢、下腹部和背部的横寸，又称"一夫法"。（图2-3）

（4）天然标志取穴：就是依据人体的天然标志来取穴的一种方法。如两耳尖连线与头顶正中线交点处取百会穴，两眉中间取印堂穴，两乳中间取膻中穴，食指交叉取列缺穴，垂手中指端取风市穴。

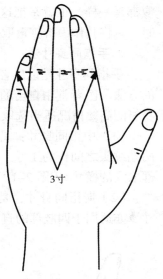

图 2-3　横指同身寸

第三章 磁场的治疗作用

国内外磁学专家经过几十年的实验研究与探索,发现磁场有很多治疗作用,磁疗的应用变得日益广泛。

一、镇痛作用

痛觉是机体受到某种伤害性刺激产生的反应,常有不愉快感觉和防御性反应相伴随,是保护机体正常活动的警告讯号,也可以指示伤害的部位,疼痛强烈可引起全身性反应。

临床实践中磁疗法的镇痛作用迅速而显著。磁疗镇痛的方式有:(1)磁片直接贴敷于疼痛不适部位;(2)循经取穴贴敷磁片;(3)采用旋磁场处理炎性肿痛部位;(4)强磁场处理中枢神经系统。磁场镇痛作用有以下几种认识:

1. 直接贴敷磁片:作用于感觉神经从而降低感觉神经的兴奋性。利用热板法、热烫法、醋酸刺激、电刺激等作用于小鼠局部致痛。这种疼痛是由于局部感觉神经末梢受到刺激后,通过反射产生了舔后足、抬尾、扭体和嘶叫等应答反应。当恒定磁场作用后,减少了应答反应。可能与磁场降低了皮肤感觉神经的兴奋性有关。

2. 穴位敷磁镇痛:磁场能使穴位的生理生化发生改变,从而疏通经络、调和气血起到镇痛作用。笔者常用远离患部的穴位,如神经性后头痛可贴敷手上的后溪穴,同样产生了镇痛效果。

3. 旋磁场的抗炎镇痛作用：是通过旋磁场的抗炎作用而产生的，即解除炎症介质致痛反应或减轻局部肿胀压迫而产生镇痛效果。

4. 磁场通过中枢系统产生镇痛作用：磁场对中枢的抑制作用国外早有报道。有研究表明，磁麻在手术中有正面效果；另外有研究人员用旋磁场处理大白鼠腰骶部，热辐射法测定痛阈，证明痛阈提高与脑垂体及丘脑下部内的甲硫氨酸脑啡肽增加高度相关（$r=0.9887$）。结果表明磁场对中枢的抑制作用是肯定的。

磁场镇痛效果好、速度快，是磁场疗法的主要治疗方向之一。

二、镇静作用

磁场的镇静作用是通过对经络和神经的调节达到的，主要表现为：

1. 改善睡眠状态，加快入睡，延长睡眠时间，加深睡眠深度。笔者常用磁片贴敷失眠患者的神门穴，以加快入睡，增加睡眠时间。魏桂荣的报告称用耳磁治疗神经衰弱125例，有效113例，有效率达90.4%。

2. 缓解肌肉痉挛。这主要是磁场对胃肠平滑肌有缓解作用，面部肌肉的抽搐经磁片贴敷可以得到缓解。

3. 治疗某些皮肤病引起的瘙痒。磁场作用于经络穴位或局部，止痒作用明显。

三、消炎作用

急性炎症的临床表现为红、肿、热、痛和功能障碍等。

磁场不仅对慢性炎症效果较好，对亚急性、急性感染性炎症也有一定的治疗作用。有报道称用旋磁法治疗疖、蜂窝组织炎、丹毒、乳腺炎、甲沟炎、溃疡等感染性炎症有良好的治疗作用；应用磁电法治疗肛门脓肿、睑腺炎（麦粒肿）、耳郭浆液性软骨膜炎继发感染等急性感染性炎症，疗效较好。

磁场对炎症的治疗是非特异性作用，但对细菌感染仍应适当采用其他疗法来综合治疗。

磁场的消炎作用机理：一是抗渗出效应。发炎时，血液中的液体通过血管壁渗透到组织间隙，瘀积在组织间隙而形成肿胀。抗渗出实验说明，在磁场作用下，可抑制渗出。二是改善局部血液循环。由于磁场的作用，血流加快，促进渗出液的吸收与消散；同时，使病变部白细胞、抗体及营养物质增加，机体抵抗力增强，加速炎性化学介质如钾离子等物质的清除。三是磁场通过刺激经络穴位，利用机体内部调整机能产生消炎作用，如磁片贴敷穴位治疗支气管炎、慢性结肠炎等，均有一定疗效。

四、消肿作用

肿胀包括水性肿胀和血性肿胀，磁场对上述肿胀均有治疗效果。笔者针对人体下肢水肿，将磁片贴敷于足三里、三阴交，能迅速消肿。有人通过抗渗出实验证明旋磁场可通过抗渗出产生消肿作用。实验中用组织胺 0.1mg/mL、蛋清 10mg/mL、右旋糖酐 6mg/mL 三种致炎物质引起（大鼠足）的肿胀，旋磁作用侧与对照侧的对比差异非常显著，表明磁场消肿明显。磁场对血肿有明显的消肿作用，有人认为这与磁场增强纤维酶活性有关。

磁场的消肿作用机理：（1）磁场作用于经络穴位而产生消肿作用。（2）磁场作用下，炎症局部渗出液中蛋白质转移以恢复血管内外正常的胶体渗透压，促进水肿液的吸收。（3）磁场作用下，促进局部血液循环，有利于渗出液与水分的吸收与消散，产生消肿作用。

五、降压作用

磁场疗法被应用于治疗高血压的报道较多，有穴位磁片贴敷法、旋磁法、电磁法、磁性降压带、磁项链法等，均认为磁场有较好的降压作用。有研究应用恒定磁场治疗高血压100例，即表面磁场强度$0.1 \sim 0.2T$的磁片，贴敷风池、曲池、足三里穴，连续贴敷4周，结果显示症状消失，总有效率92%，显效率61%；且有观察一年者10例，其疗效巩固。还有报告称，应用磁性降压带治疗高血压病73例，总有效率达84%。

原发性高血压病的产生，一般认为是由于外界各种致病因素作用于机体后，引起大脑皮层的机能发生紊乱，对皮层下的血管运动中枢的调节作用减弱、调节能力下降，使血管收缩机能经常处于紧张兴奋状态，小动脉管壁收缩痉挛，血管腔变小，外周循环阻力增大，血压升高。

磁场降压机理：一是改善微循环。经磁疗后，磁场可以通过经络穴位和自主神经的调节作用，使动脉、静脉、毛细血管管径扩大，减少外周血管的阻力，改善微循环，使血压下降。二是磁场使血液黏稠度下降，对缓解心脏和脑部供血不足有重要意义。磁场对正常人血压实验观察无明显影响，对高血压患者的血压有降低作用。

六、降血脂作用

临床实践中，用磁场疗法治疗高血压患者，血压下降的同时，其血脂有不同程度的降低。有研究通过家兔实验证实了磁场的降脂作用。

七、止泻作用

磁场对不同类型的腹泻均有良好的止泻作用。据国内相关统计显示，应用磁场治疗肠炎、腹泻1542例，有效1424例，有效率为92.3%，其中痊愈及显效1182例，占76.6%。实验研究也证明了磁场的止泻作用。有人研究了磁场对小鼠实验性腹泻的影响，用蓖麻油造成腹泻，再用1500GS、2000GS小磁片贴敷小鼠腹部正中部，对照组用无磁铁片贴敷相同部位，结果磁场作用的小鼠稀便次数明显少于对照组，且磁场的强度越强，止泻效果越好。

磁场止泻作用机理：一是抑制肠蠕动，减少肠黏膜的渗出，促进肠黏膜对水、盐类、葡萄糖的吸收。二是磁场刺激经络穴位，通过经络穴位调节机体的机能，达到止泻作用。

第四章 磁疗器械

磁疗器械是进行磁疗时能产生磁场的装置,是随着磁疗临床应用的推广而逐渐开展起来的,常用的磁疗器械有医用磁片、磁疗机等。

一、医用磁片

磁片是磁疗法的常用品,磁片的形状有圆形、方形、球形及环形等。应用较多的是圆形磁片,圆形磁片直径 1～2cm,厚度一般为 2～3mm。耳磁法用的磁珠,大小似小米粒,医用磁片均须做防锈处理。

制造磁片、磁珠的材料有稀土钴永磁合金、铁氧体、钕铁硼、钐钴合金等,目前广泛应用的为钕铁硼合金永磁体等。

磁片的极性:磁片分南(S)极和北(N)极,可用指南针测定。若已知磁片的南北极,则根据同名磁极相互排斥,异名磁极之间相互吸引的原理来确定未知磁极。在应用磁片贴敷穴位时应注意极性差别,N 极和 S 极对人体的作用不完全相同,有时甚至会产生相反作用。

磁片的保存:用后及时擦干净,不用时存放在干燥处,塑料薄膜包封,隔绝空气,根据磁场强度的不同分开保存。避免高温、碰撞、不与铁类物质接触,防止磁性的减弱。

磁片的消毒：贴敷磁片，一般不需消毒，但在无菌区或创面使用时，为了预防感染，可以用75%酒精浸泡1小时，消毒纱布擦干即可应用。不能高温、高压、煮沸消毒，否则磁片的磁性会减弱或消失。

二、几种常见的磁疗器械

名称	作用于人体的穴位或部位	主治
磁疗项链	颈项及前胸有关穴位，磁片表面磁场强度 600～800Gs	神经衰弱、失眠、颈椎病、支气管炎及高血压等
磁梳	头部	失眠、头痛、头晕、记忆力减退等
磁疗乳罩	病变部位，磁片表面磁场强度 1000～2000Gs	乳腺小叶增生、乳腺炎等
磁疗表	内关穴，磁片表面磁场强度 800～1500Gs	高血压、腕关节痛
磁腰带	肾俞、命门、志室，磁片表面磁场强度 600～1500Gs	腰背痛、腰扭伤挫伤等
磁疗护膝	膝关节周围穴位，磁片表面磁场强度 1000～2000Gs	膝关节炎、膝关节积液、膝部外伤等
磁疗护踝	踝关节周围有关穴位，磁片表面磁场强度 1000～2000Gs	踝关节扭伤等

三、旋转磁疗机

旋转磁疗机由电动机、磁片、外壳、保护罩、圆盘等构成，电动机的电源是市用交流电。可用于治疗各种疼痛性疾病，如肩周炎、肌肉劳损、胆囊炎、神经痛等,其磁场是由安装在旋转磁疗机上的磁片产生的。

四、电磁治疗机

电磁治疗机是通过由电流通过线圈产生的动磁场进行治疗的机器。结构和操作比旋转磁疗机复杂,如下述几种治疗机:

1. 低频交变磁疗机:产生低频交变磁场。
2. 脉冲磁疗机:产生脉冲磁场。
3. 脉动磁疗机:产生脉动磁场。

第五章 磁疗方法

磁场治疗疾病，按照磁场类型分为静磁法和动磁法。

一、静磁法

（一）直接敷磁法

直接敷磁法是指用医用胶布或伤湿膏将磁片直接固定在病变部位或体穴、耳穴及痛点上进行治疗。（图5-1、5-2）

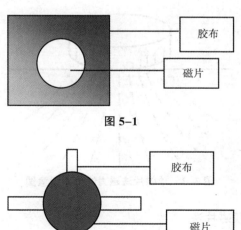

图 5-1

图 5-2

穴位磁疗

磁片一般为直径1cm左右的圆形磁片,厚度为2～3mm,也有其他形状的磁片。磁片的贴敷时间根据病情而定,一般对于年老体弱患者,影响活动或劳动及美容者可采用断续贴敷,即白天不贴敷,晚上贴敷。对于某些特殊患者,如贴敷后影响睡眠,可以白天贴敷,晚上不贴敷。

直接敷磁法可分为单磁片法、双磁片法及多磁片法。

1. 单磁片法

取一块磁片,将磁片的北极(N极)或南极(S极)接触皮肤。适用于穴位或病变表浅、范围比较局限的疾病。磁力线的分布情况见图5-3。

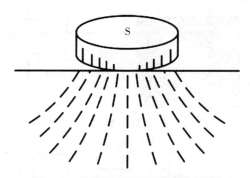

图5-3 单磁片法磁力线分布示意图

2. 双磁片法

用两块磁片同时进行贴敷的方法,根据磁片配置不同,可分为并置法和对置法。

并置法又分为同名极并置与异名极并置。

同名极并置:两块磁片都选N极或S极并列贴敷

在相邻的两个穴位或痛点上,适用于病变部位较深的疾病。磁力线分布情况见图5-4。

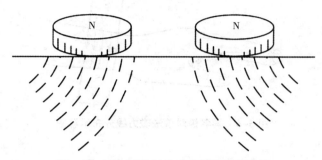

图5-4 同名极并置法磁力线分布示意图

异名极并置:两块磁片的极性不同,接触皮肤的两块磁片距离大于2cm,适用于病变范围较大而表浅者,磁力线分布情况见图5-5。

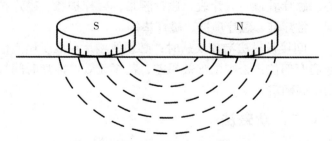

图5-5 异名极并置法磁力线分布示意图

对置法是在患区两侧相对应的部位或穴位上贴敷互相吸引的异名极磁片,磁场作用较深,如手足等处的相应部位（内关与外关穴等）。磁力线分布情况见图5-6。

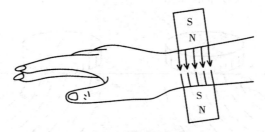

图5-6 异名极对置法磁力线分布示意图

（二）间接敷磁法

间接敷磁法是磁片不直接接触皮肤，磁片与皮肤之间有隔垫物，将磁片缝在薄布等日用品里面。该方法一般用于对医用胶布过敏、不便直接贴敷的部位或长期使用磁疗的患者。目前应用较广泛，如磁疗帽、磁疗背心、磁疗乳罩、磁疗表、磁疗腰带、磁疗护膝、磁疗护踝、磁疗鞋、磁疗项链、磁疗垫等。

间接敷磁法治疗疾病时，必须使磁片对准所用穴位或病变部位，否则治疗效果差，甚至无效，治疗时间根据疾病确定。

二、动磁法

动磁法中旋转磁疗法是常用的磁疗方法。旋转磁疗法的磁场是由安装在旋转磁疗机上的磁片产生的，旋转磁疗机转动时产生旋转磁场进行治疗。

治疗时将旋转磁疗机磁头直接作用于患病部位、痛点或选定的穴位上。患病部位、痛点和每个穴位治疗时间为 10～20 分钟（百会穴每次不超过 10 分钟）。每日治疗一次，10 次为一个疗程，疗程间隔 3～5 天。

动磁法中还有交变磁场疗法、脉动磁场疗法、脉冲电磁疗法等。

第六章 磁疗的临床应用

第一节 内科疾病的应用

（一）感冒

感冒，俗称"伤风"，是最常见的由各种病原引起的上呼吸道疾病之一。当身体受凉、淋雨等导致抵抗力下降时，便可引发本病，传染源是患者或带病原者，通过空气传播，发病率高，传染性强，好发于各个年龄段，四季均可发生，冬春季多见，大致分为风寒、风热等类型。风寒感冒症见恶寒发热、头痛、无汗、鼻塞流涕、全身酸重、时有咳嗽。风热感冒症见发热恶风、有汗或无汗、口干微喝、喉痛、时有咯吐黄痰。磁疗方法见下：

1. 敷磁法

磁片直径1cm左右，厚3mm，表面磁场强度为0.1～0.15T（1000～1500Gs）。

一般用N极贴敷足三里（简写为N足三里，下同），左右各一片，S极贴敷大椎（简写为S大椎，下同）。

热重时加S曲池，头痛加S合谷，鼻塞、头痛较重加N印堂，清涕直流、大汗不止加N风门、N复溜、S合谷，咳嗽、咯痰用S天突、N肺俞（左右各一片）。

均用长宽各为3cm医用胶布将磁片固定在穴位上。敷磁时间一般为1～2天，最多5天。

第六章 磁疗的临床应用

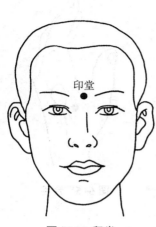

图 6-1 印堂

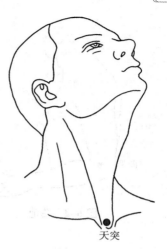

图 6-2 天突

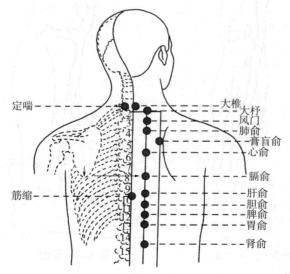

图 6-3 背部穴位

穴位磁疗

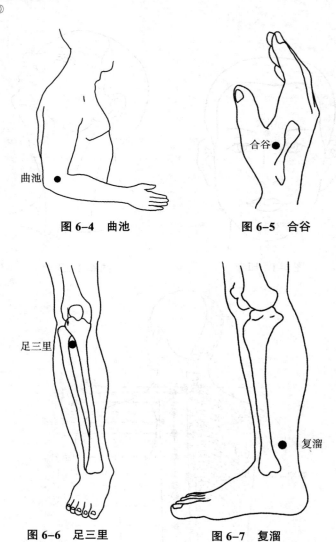

图 6-4 曲池

图 6-5 合谷

图 6-6 足三里

图 6-7 复溜

第六章 磁疗的临床应用

穴位定位:

印堂 两眉头连线的中点。(图6-1)

天突 胸骨上窝正中。(图6-2)

大椎 第七颈椎棘突下的凹陷中。(图6-3)

曲池 屈肘时在肘横纹外侧端。(图6-4)

合谷 以一手的拇指指骨关节横纹,放在另一手上拇指与食指之间的指蹼缘上,当拇指尖下取穴。(图6-5)

足三里 正坐屈膝垂足,在外膝眼下3寸,胫骨前嵴外一横指处。(图6-6)

风门 第二胸椎棘突下,旁开1.5寸。(图6-3)

复溜 太溪穴(在内踝与跟腱之间凹陷处)直上2寸。(图6-7)

肺俞 第三胸椎棘突下,旁开1.5寸。(图6-3)

(二)支气管炎

支气管炎分急性支气管炎与慢性支气管炎。急性支气管炎是由于细菌与病毒的感染,或理化因素刺激以及过敏反应等所致的支气管黏膜急性炎症。支气管黏膜水肿、充血,纤毛上皮细胞损伤脱落,并有炎性细胞浸润。临床表现:一般先有上呼吸道感染的症状,主要为咳嗽,兼有发热、头痛、全身酸痛等;肺部听诊可闻及干性啰音或混性啰音。

慢性支气管炎是一种常见的慢性疾病,病毒、细菌等感染是发病的重要原因。另外,长期吸烟、大气污染、过冷过热、过于干燥的空气刺激以及过敏因素等亦为常见原因。临床上表现为长期咳嗽,清晨醒后较剧;咳痰呈白色黏液泡沫状,黏稠不易咳出,有时呈黄脓性为主要症状;重症伴有喘息。有时在肺底部听诊可闻及

穴位磁疗

湿性啰音和干性啰音,本病多见于老年人,冬春季节易发病。磁疗方法见下:

1. 敷磁法

方法一:N 太渊、S 列缺、N 太白、S 丰隆。

方法二:N 肺俞、S 天突、S 定喘、N 膻中。

用直径 1cm 左右,厚 3mm,表面磁场强度为 0.1～0.2T 的磁片贴敷穴位。用胶布固定 5～6 天,检查一次,可休息 1～2 天,2～3 个月为一个疗程。对胶布过敏者可使用磁疗背心或磁疗内衣,注意磁片对准穴位。

2. 旋磁法

取穴与敷磁法相同,将旋转磁疗机的磁头对准穴位,每个穴位治疗时间 5～10 分钟,每天治疗一次,10～15 次为一个疗程。

3. 综合法

两种方法可综合应用,旋磁法后再用敷磁法。

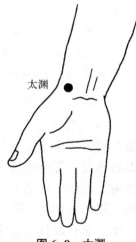

图 6-8 太渊

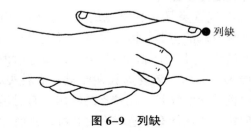

图 6-9 列缺

第六章 磁疗的临床应用

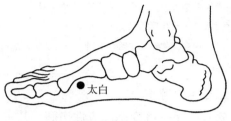

图 6-10 太白

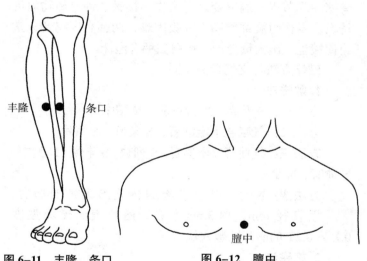

图 6-11 丰隆、条口　　　　图 6-12 膻中

穴位定位：

太渊　掌腕横纹桡侧端，桡动脉桡侧凹陷中。（图 6-8）

列缺　病人两手虎口交叉，一手食指压在另一手桡骨茎突上方，当食指尖所处取穴。（图 6-9）

太白　第一跖骨小头后缘，赤白肉际处。（图 6-10）

穴位磁疗

丰隆　足三里直下5寸，再外1寸处。（图6-11）

定喘　大椎穴旁开0.5寸。（图6-3）

膻中　前正中线，仰卧，在两乳中间，妇女从第四肋间按至胸骨中央取穴。（图6-12）

（三）支气管哮喘

支气管哮喘是一种变态反应性疾病，其主要症状是反复发作的呼吸困难，可自动缓解。在深秋、冬季及初春寒冷季节或气温突变之时发作，接触某种过敏物质可诱发。发作时胸部憋闷，呼吸困难，两肺有哮鸣音，常迫使端坐，出大量冷汗，痰白黏稠有泡沫。

磁疗方法与支气管炎相同。

1. 敷磁法

方法一：S天突、N膏肓俞、N膻中。

方法二：气喘急不能眠者，S璇玑、N气海。

方法三：气促痰气壅盛者，S列缺、S丰隆、N膻中、N俞府、N足三里。

方法四：N足三里、S丰隆、N内关、S天突、N肺俞。

用直径1cm，厚3mm左右，磁片表面磁场强度0.1～0.2T的磁片贴敷穴位。

2. 旋磁法

取穴同敷磁法。将旋转磁机的机头对准穴位，每个穴位治疗5～10分钟，每天一次，10～15次为一疗程。

第六章 磁疗的临床应用

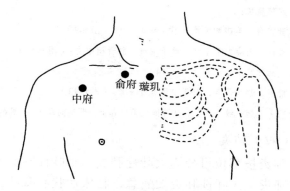

图 6-13 俞府、璇玑、中府

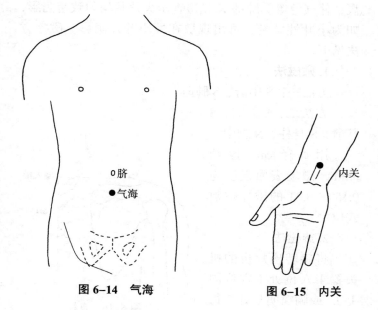

图 6-14 气海　　　　图 6-15 内关

穴位磁疗

穴位定位：

膏肓俞　第四胸椎棘突下，旁开3寸。（图6-3）

璇玑　天突穴下1寸，前正中线，胸骨柄中央。（图6-13）

气海　脐下1.5寸。（图6-14）

俞府　锁骨下缘，前正中线旁开2寸。（图6-13）

内关　腕横纹上2寸。从腕横纹正中直上，两筋间取穴。（图6-15）

（四）肺炎

肺炎按部位可分为大叶性肺炎、小叶性肺炎及间质性肺炎。大叶性肺炎发病急，临床症状有寒战，继而高热，病侧胸痛，阵发性干咳，继而出现大量黏液痰，伴气急等。肺部X光检查示大片状均匀致密阴影，如为小叶性肺炎，可出现散在性小叶片阴影。磁疗方法见下：

1. 敷磁法

方法一：S中府、S肺俞。

方法二：S天突、S肺俞、S身柱、N膻中。

用直径1cm，厚约3mm，磁场表面强度为0.15～0.2T的磁片贴敷穴位。

2. 旋磁法

将旋转磁疗机的机头置于穴位处（穴位同上），或胸痛明显处，每个穴位5～8分钟，每

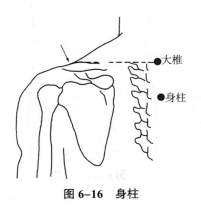

图6-16　身柱

天治疗一次。

穴位定位：

中府　正中线旁开6寸（即乳头向上，倒数第三肋间旁开2寸）。（图6-13）

身柱　第三胸椎棘突下。（图6-16）

（五）高血压病

高血压病是指成年人在安静状态时，血压超过18.7/12kpa，又称原发性高血压病，发病原因较复杂，是遗传与环境因素相互作用的结果，可分为三期。第一期，舒张压一般在12～13.3kpa之间波动，休息后可恢复到正常水平，同时心血管无器质性改变。第二期，舒张压一般超过13.3kpa，休息后不能降到正常水平，且伴有心血管器质性损伤（左心肥大或眼底动脉扭曲、动静脉交叉压迫等）。第三期，血压持续升高，舒张压超过14.7kpa，合并器官器质性病变及功能失代偿，如心力衰竭、视网膜动脉硬化等。

临床表现有头痛、头晕、头胀、耳鸣、失眠、心悸、记忆力减退、疲劳等。检查时，高血压第二三期，伴有心脏、肾脏器质性损伤。磁疗方法见下：

1. 敷磁法

方法一：S曲池、S足三里。

方法二：S内关、S风池。

方法三：S列缺。

方法四：按中医分型采取不同治疗方法。

肝阳偏亢型：S曲池、S蠡沟、S太冲。

肝肾阴虚型（夜间小便多）：N复溜、N太溪、N

穴位磁疗

阳谷。

肾阳不足型（腰酸软无力）：N经渠、N肾俞。

脾虚痰浊型：N脾俞、N少府、N太白、S丰隆。

用直径1cm左右，厚3mm磁片，表面强度为0.1～0.15T，连续贴敷5～7天，休息1～2天再贴敷；也可左右交替进行（每侧5～6天），一般1～2个月为一疗程。

2. 旋磁法

将旋转磁疗机机头对准百会穴（图37），每次磁疗10分钟，每天一次或隔日一次，特殊情况每天2次，10～15次为一疗程。

3. 磁带法

市售磁表，磁片对准内关穴，每天佩戴不少于16小时，磁片表面磁场强度一般为0.06～0.1T。

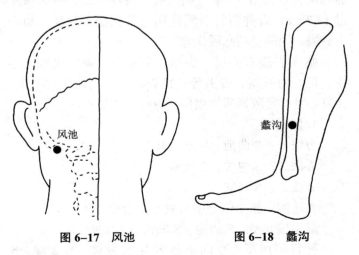

图6-17　风池　　　　**图6-18　蠡沟**

第六章 磁疗的临床应用

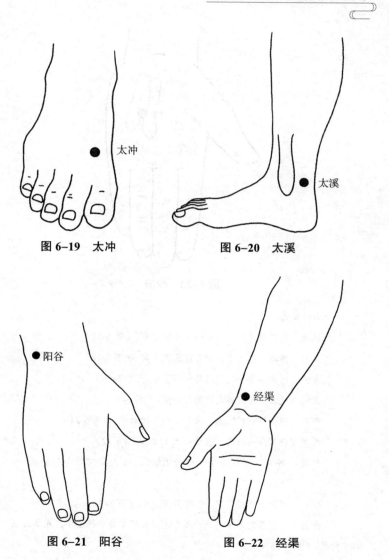

图 6-19 太冲

图 6-20 太溪

图 6-21 阳谷

图 6-22 经渠

穴位磁疗

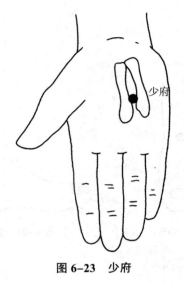

图 6-23　少府

穴位定位：

风池　在耳后枕骨下入发际 1 寸凹陷中。（图 6-17）

蠡沟　内踝尖上 5 寸，胫骨内侧面中央。（图 6-18）

太冲　足背，第一二跖骨底间凹陷中。（图 6-19）

太溪　足内踝与跟腱之间的凹陷中。（图 6-20）

阳谷　腕背横纹尺侧端，尺骨小头前凹陷中。（图 6-21）

经渠　桡骨茎突内缘，腕横纹上 1 寸。（图 6-22）

肾俞　第二腰椎棘突下，旁开 1.5 寸，古人取穴时与肚脐相平。（图 6-3）

脾俞　第十一胸椎棘突下，旁开 1.5 寸。（图 6-3）

少府　手指屈向掌中，当小指与无名指着掌处中间陷中，在第四五掌骨间。（图 6-23）

第六章　磁疗的临床应用

（六）冠心病

冠状动脉粥样硬化性心脏病，简称冠心病，是冠状动脉硬化、管腔变窄或阻塞后心肌供血不足所致。多发生于40岁以后，男性多于女性，脑力劳动者居多。临床上分为四种类型：心绞痛、心肌梗死、隐性冠心病与心肌硬化。心绞痛常在兴奋过度、情绪紧张、疲劳、饱餐后以及遇冷或精神受刺激后发生，为胸闷或胸前区疼痛；若冠状动脉栓塞，心肌严重缺血，就会引起心肌梗死；长期轻度心肌缺血引起心肌纤维化。磁疗方法见下：

1. 敷磁法

用直径1cm左右，厚3mm，表面磁场强度0.08～0.15T的磁片，直接贴敷。S心前区、N膻中、S心俞、S少府、S内关等。如患者对胶布过敏，可采用间接贴敷，将磁片缝在相对于穴位的内衣上。

2. 旋磁法

将旋转磁疗机磁头对准上述穴位，每个穴位治疗5～7分钟，每天一次，10～15次为一疗程，也可在旋磁治疗后，贴敷磁片。

穴位定位：

心俞　第五胸椎棘突下，旁开1.5寸。（图6-3）

（七）胃炎

胃炎有急性胃炎和慢性胃炎两种。急性胃炎一般指急性单纯性胃炎，临床表现：上腹部不适、疼痛、恶心、呕吐、食欲减退等。

慢性胃炎临床表现：食欲减退、恶心、饱胀、嗳气等，部分患者无明显症状，萎缩性胃炎患者有时发生贫

穴位磁疗

血、消瘦、腹泻等。磁疗方法见下：

敷磁法

方法一：S（左）梁丘、N（左）足三里，可左右交替。磁片直径1cm左右，厚3mm，磁片表面磁场强度0.1～0.2T。急性患者一般治疗1～6天。

方法二：N（右）大都、S（右）内庭，磁片同上，敷3～6天后，可左右交替使用，疗程1～2月，适用于慢性胃炎及胃溃疡。

方法三：胃俞、中脘、足三里等。磁片同上。

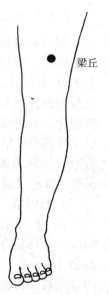

图 6-24　梁丘

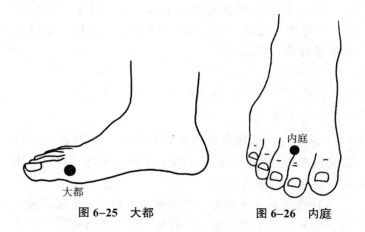

图 6-25　大都　　　　图 6-26　内庭

第六章 磁疗的临床应用

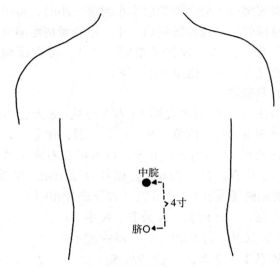

图 6-27 中脘

穴位定位:

梁丘　髌骨外上缘上2寸。(图 6-24)

大都　足内侧缘,第一跖趾关节前缘赤白肉际处。(图 6-25)

内庭　足背第二、三趾间缝纹端。(图 6-26)

胃俞　第十二胸椎棘突下,旁开1.5寸。(图 6-3)

中脘　腹正中线脐上4寸(胸剑联合处至脐中8寸,中点处即中脘)。(图 6-27)

(八)胃、十二指肠溃疡

胃、十二指肠溃疡发病原因主要有精神过度紧张、饮食及体质等方面因素,临床表现为上腹部疼痛,呈周期性发作。轻者仅上腹有胀感,重者为上腹灼痛感或剧

穴位磁疗

痛。胃溃疡的疼痛多在饭后半小时至一小时，持续一至两小时即好转，故称饭后痛。十二指肠溃疡疼痛空腹时发生，食后缓解，故称饥饿痛，另外，可有反酸、恶心、嗳气等表现。磁疗方法见下：

1. 敷磁法

方法一：N（右）大都、S（右）厉兑。6天后，S（右）厉兑改为S（右）内庭，N（右）大都，休息1天（防止皮肤破损），再敷3～6天，以后可左右脚交替。一般2～3疗程，每疗程6天。磁片直径1cm，厚3mm，磁片表面磁场强度0.1～0.2T（以下磁片相同）。

方法二：N内关、N公孙、N中脘、S足三里。每疗程6天，每疗程之间休息1～2天，一般持续5～6疗程。

方法三：N脾俞、S足三里。

方法四：N中脘、S足三里、N三阴交、S太白、N大都。

2. 旋磁法

将旋转磁疗机的磁头置于穴位处，取穴与敷磁法相同，每天治疗一次，每个穴位治疗5～7分钟，15～20次为一疗程。

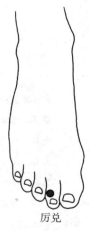

图6-28 厉兑

第六章 磁疗的临床应用

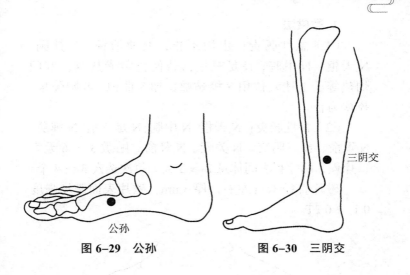

图 6-29 公孙　　　　图 6-30 三阴交

穴位定位：

厉兑　第二趾外侧趾甲角旁 0.1 寸。（图 6-28）

公孙　第一跖骨底前下缘，赤白肉际处。（图 6-29）

脾俞　第十一胸椎棘突下，旁开 1.5 寸。（图 6-3）

三阴交　内踝上 3 寸，胫骨内侧面后缘。（图 6-30）

（九）肠炎

本病由进食了被细菌污染、腐败变质或有毒的食物所引起，也可能由于暴饮暴食及腹部受凉所致。临床表现为腹痛、腹泻，大便次数较多，伴有黏液，部分患者可见发热、口渴等。

肠炎根据病程分为急性肠炎与慢性肠炎。慢性肠炎迁延多年，反复发作。磁疗方法见下：

穴位磁疗

1. 敷磁法

（1）急性肠炎：水泻不止，粪便清稀，N神阙、N天枢、N中脘、N足三里；若便色黄赤热臭，肛门灼热等，上述穴位用S极贴敷，加S曲池、S阴陵泉，痊愈为止。

（2）慢性肠炎：N天枢、N中脘、N足三里、N脾俞、N胃俞、N三阴交、N关元、N肾俞。贴敷3～6天为一疗程，两疗程之间休息2～3天。每次选穴3～4个。

磁片直径1cm左右，厚3mm，磁片表面磁场强度0.1～0.2T。

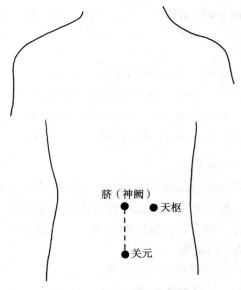

图6-31 神阙、天枢、关元

第六章 磁疗的临床应用

2. 电磁法

将旋转磁疗机磁头置于脐部，附近穴位亦可用。

穴位定位：

神阙　脐的中央。（图6-31）

天枢　脐旁2寸。（图6-31）

阴陵泉　胫骨内侧髁下缘凹陷中。（图6-32）

关元　脐下三寸。（图6-31）

（十）习惯性便秘

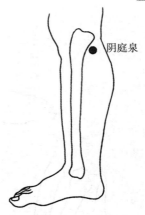

图6-32　阴陵泉

便秘是粪便在肠道停留时间过长，大便水分吸收过度，大便秘结不通的一种病证。病因较多，如内分泌失调、代谢疾病等。而慢性习惯性便秘则是由结肠功能紊乱所致。便秘主要是由进食太少、食物过于精细、缺少运动和某些疾病，导致大肠排便能力减弱引起。磁疗方法见下：

1. 敷磁法

方法一：N照海，S支沟。

方法二：S少府、N血海、N三阴交。

方法三：N照海、N肾俞、N脾俞、N胃俞、N支沟。用于老年便秘。

磁片直径1cm左右，厚3mm，表面磁场强度0.1～0.2T。

2. 旋磁法

将旋转磁疗机的磁头对准上述穴位，每个穴位5～7分钟，每天一次，10～15次为一疗程。

穴位磁疗

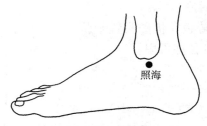

图 6-33 照海

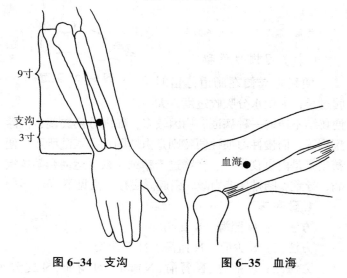

图 6-34 支沟　　　　图 6-35 血海

穴位定位：

照海　内踝下缘凹陷中。（图 6-33）

支沟　腕背横纹上 3 寸，桡骨与尺骨之间。（图 6-34）

血海　髌骨内上缘上 2 寸处。简便取穴：正坐垂足，医生以右手掌按病人左膝盖，食指、中指等四指在其上面，拇指横按于膝盖内侧之上方，指尖所着处取穴。（图 6-35）

第六章 磁疗的临床应用

（十一）呃逆

呃逆是不随意的膈肌间断性收缩而引发的声响。其临床表现是呃逆连声，频繁而急促，呃逆时间不等，连续数小时或十余小时，严重者昼夜不断，有的反复发作，甚至可持续几个月。磁疗方法见下：

1. 敷磁法

方法一：S 膈俞。

方法二：S 上脘、S 梁门、N 三阴交。

方法三：S 内关、N 足三里。

取直径 1cm 左右的磁片，厚 3mm，表面磁场强度为 0.08～0.2T。

2. 旋磁法

将旋磁机磁头置于穴位上，取穴同上，每穴每次 5～8 分钟，每天一次。

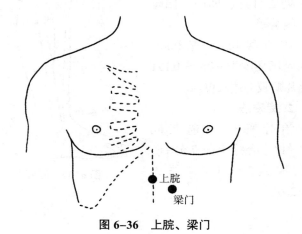

图 6-36　上脘、梁门

穴位磁疗

穴位定位:

膈俞　第七胸椎棘突下,旁开1.5寸,俯伏时与肩胛骨下角相平。(图6-3)

上脘　脐上5寸。(图6-36)

梁门　脐上4寸,旁开2寸。(图6-36)

(十二)胆囊炎

胆囊炎分为急性胆囊炎与慢性胆囊炎。急性胆囊炎多由细菌感染导致。慢性胆囊炎除由细菌感染外,还可能由胆道梗阻、新陈代谢失常、胆结石的刺激引起。胆囊发炎时,胆囊黏膜有充血水肿、增厚等变化。临床表现:右上腹部疼痛或不适感、恶心等,有时出现右肩胛区疼痛。磁疗方法见下:

1. 敷磁法

S胆囊穴、S胆囊肿胀明显处或日月、期门、阳陵泉、内关等。

用直径1cm、厚3mm,表面磁场强度为0.08～0.15T的磁片贴敷上述穴位。

2. 旋磁法

治疗部位与选穴同上,每穴治疗5～7分钟,每次取穴2～3个,每天1～2次。

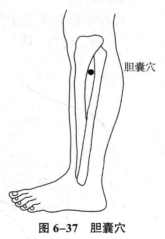

图6-37　胆囊穴

第六章 磁疗的临床应用

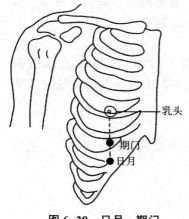

图 6-38 日月、期门

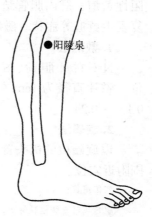

图 6-39 阳陵泉

穴位定位：

胆囊穴 在膝下腓骨小头前下方 1～2 寸处。（图 6-37）

日月 仰卧，乳头直下三肋，当第七肋间陷中。（图 6-38）

期门 乳头直下两肋，第六肋间陷中取穴。（图 6-38）

阳陵泉 腓骨小头前下方凹陷中。（图 6-39）

（十三）胆石症

胆石症包括胆囊与胆管任何部位发生的结石。临床表现症状不一，与结石的大小、性质、部位，以及有无并发症有关。如结石在胆囊内又处于静止期，一般无绞痛症状，但上腹部或右上腹部有闷胀或其他消化不良症状，进食油腻食物后更加明显。当结石进入胆囊管或胆总管，或在胆总管又发生移动时，即引起胆绞痛。当胆结石堵塞胆囊管时，除绞痛外，还引起胆囊膨胀肿大。胆总管内的结石引起梗塞，除剧烈绞痛外，还可发生梗阻性黄疸；肝内胆管结石，常有腹痛、高热、寒战、反复发生黄疸等症状。磁疗方法见下：

1. 敷磁法

N（右）胆俞、S（右）日月、S胆囊的体表部位。磁片直径为1cm左右，厚3mm，表面磁场强度为0.15～0.2T。

2. 旋磁法

以旋磁机的机头置于右上腹胆囊的体表部位，及周围附近穴位。

穴位定位：

胆俞　第十胸椎棘突下，旁开1.5寸。（图6-3）

（十四）神经衰弱

神经衰弱是常见的神经官能症，引起这种疾病的原因是高级神经活动的过度紧张。神经衰弱是神经活动的机能性障碍，而不是器质性损害。临床表现：早期心情烦躁，情感不稳定，记忆力减退。在疾病发展过程中，可出现头昏、头痛、失眠、易疲倦等突出症状。磁疗方法见下：

敷磁法

方法一：S神门、N三阴交、N心俞、N脾俞。

方法二：N百会（短时间贴敷）、N肾俞、N照海、N足三里、S太冲等。

每次3～4穴，轮流选用。磁片直径1cm，厚约3mm，磁片表面强度为0.1～0.15T。

穴位定位：

神门　小指侧腕后横纹头，肌腱内侧陷中。（图6-40）

百会　正坐，从两耳尖直上，入前发际5寸，当头顶正中微陷处。

(图 6-41)

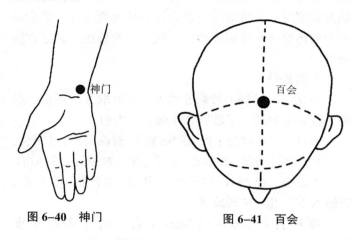

图 6-40 神门　　图 6-41 百会

（十五）中风后遗症

中风又称"卒中"，也称脑血管意外，多发生于中老年人。包括脑出血和蛛网膜下腔出血、脑血栓形成、脑栓塞。脑出血又称脑溢血，是脑内血管破裂后，血液进入脑组织中。临床表现：常突然发生，头痛剧烈，意识丧失，手足麻痹。

脑出血常于工作或运动时发病，精神兴奋、谈话争吵、激动可成为发病的诱因，性交亦可发病。因为活动、兴奋较安静时血压高，容易引起脑血管破裂。脑出血经CT检查为高密度病变，呈白色团块。

蛛网膜下腔出血的特征是非常剧烈的头痛，其次是颈项强硬，头颈变得强直，不能前屈等。

脑血栓形成的原因是动脉内膜发生病变后，脑血管内腔变窄或闭塞，主要症状是肢体瘫痪、眩晕等。脑栓

穴位磁疗

塞是身体中脑以外的组织器官产生异物进入脑血管内使脑血管闭塞，造成与脑血栓同样的缺血性病变，临床表现为肢体瘫痪和意识障碍，一般不发生昏迷。磁疗方法见下：

1. 敷磁法

方法一：健侧上肢取 S 曲池、下肢取 S 阳陵泉，患侧上肢取 S 列缺、下肢取 S 丰隆，N 太白。

方法二：S 百会（短时间贴敷），健侧头部，S 听会、上、下肢取 N 肩髃、S 曲池、S 手三里、N 悬钟、S 风市。

方法三：健侧 N 三阴交、S 膈俞、S 风池、S 肩井，患侧 N 足三里、S 列缺等。

磁片直径 1cm，厚 3mm 左右，磁片表面强度 0.1～0.2T，每疗程 3～7 天。如果肢端肿大则 3 天一疗程，休息 2 天再用。配合中西药治疗康复更快。

注意：大便闭结，加 S 二间；大小便失禁，加 N 关元。

2. 旋磁法

除上述取穴外，选大脑皮层运动区、感觉区、语言区等体表投影部位，将旋磁机头置于穴位和治疗区，每天治疗一次，每次治疗 15～30 分钟，10～15 次为一疗程。

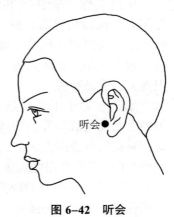

图 6-42　听会

第六章 磁疗的临床应用

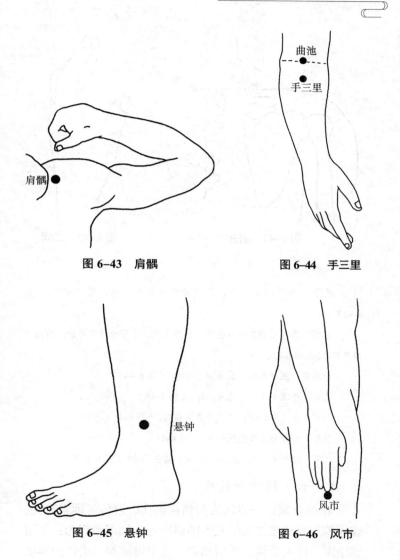

图 6-43 肩髃

图 6-44 手三里

图 6-45 悬钟

图 6-46 风市

穴位磁疗

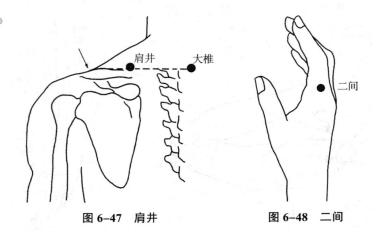

图 6-47 肩井　　　　　图 6-48 二间

穴位定位：

听会　耳屏间切迹前，下颌骨髁状突的后缘，张口有孔。(图6-42)

肩髃　在肩端的肩峰与肱骨大结节之间，上臂外展平举时，肩前方的凹陷处。(图6-43)

手三里　屈肘横肱，在曲池下2寸。(图6-44)

悬钟　外踝上3寸，腓骨后缘。(图6-45)

风市　在大腿外侧，垂手中指取穴。(图6-46)

肩井　大椎与肩峰连线中点。(图6-47)

二间　微握拳，食指桡侧掌指关节前凹陷中。(图6-48)

（十六）精神分裂症

精神分裂症一般认为与精神创伤、遗传等因素有关，或间脑与大脑皮质功能发生障碍所致，临床表现为：①情感淡漠，待人冷淡，孤僻离群。②思维破裂，讲话内容缺

第六章 磁疗的临床应用

乏内在联系。③行为退缩，脱离现实。磁疗方法见下：

敷磁法

主要选 S 风府、S 哑门、S 大椎，配穴是 S 丰隆、N 太白、S 心俞、S 神门、S 通里、S 大陵，每疗程选主穴 1～2 个，配穴 2～3 个，不适合磁疗者停用。磁片规格为直径 1cm、厚 3mm，表面磁场强度为 0.1～0.2T。

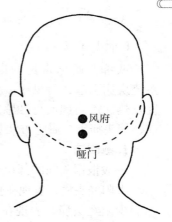

图 6-49 风府、哑门

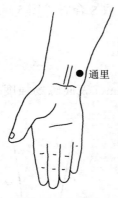

图 6-50 通里

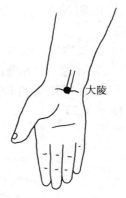

图 6-51 大陵

穴位定位：

风府　后发际正中直上 1 寸。（图 6-49）

哑门　后发际正中直上 0.5 寸。（图 6-49）

通里　神门穴上 1 寸。（图 6-50）

穴位磁疗

大陵 腕横纹中央，掌长肌腱与桡侧腕屈肌腱之间。（图6-51）

（十七）头痛

头痛是临床常见的自觉症状，不一定由中枢神经系统疾病引起，可见于多种急、慢性疾患，常见于感染性发热性疾病如流行性感冒、高血压、颅内疾患、神经症、偏头痛等。磁疗方法见下：

1. 敷磁法

一般根据头痛的部位分经取穴。

太阳经头痛，表现在脑后或后颈，取S后溪或昆仑。

少阳经头痛，表现在头两侧或一侧的偏头痛，取S液门或足窍阴。

阳明经头痛，表现在前额，取S合谷（图5）或内庭。

满头均痛，取N风府、S丰隆。

头顶痛，取S蠡沟。

磁片规格为直径1cm，厚3mm，表面磁场强度为0.15～0.2T。

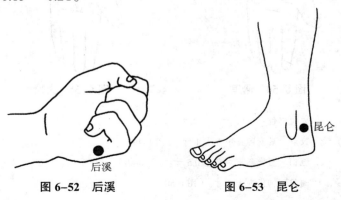

图6-52 后溪　　　图6-53 昆仑

第六章 磁疗的临床应用

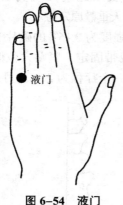

图 6-54 液门　　　　图 6-55 足窍阴

穴位定位：

后溪　握拳，第五掌指关节后尺侧，横纹头赤白肉际处。（图 6-52）

昆仑　外踝尖与跟腱之间的凹陷中。（图 6-53）

液门　握拳，无名指、小指之间，掌指关节前凹陷中。（图 6-54）

足窍阴　第四趾外侧趾甲角旁约 0.1 寸。（图 6-55）

（十八）癫痫

癫痫是一种突发性神志异常的疾病，其特征为发作时突然晕倒，四肢抽搐，面色苍白，牙关紧闭，口吐涎沫，两目上视，或口中作猪羊叫，甚至大小便失禁等，醒后如常人，常反复发作。磁疗方法见下：

1. 敷磁法

方法一：用 S 极贴敷鸠尾、后溪、心俞、间使、神门、丰隆、腰奇，昼发加申脉，夜发加照海。

方法二：S 神门、S 后溪。

穴位磁疗

磁片直径 1cm，厚 3mm，表面磁场强度为 0.1T～0.15T。每疗程 2～3 天，休息一天重敷原穴位。

方法三：用两块表面磁场强度为 0.15T 的磁片 N、S 极置于玉枕两侧（图 59），用发带固定，紧贴穴位佩戴，每天佩戴时间不少于 10 小时，一个疗程为 2～3 月。

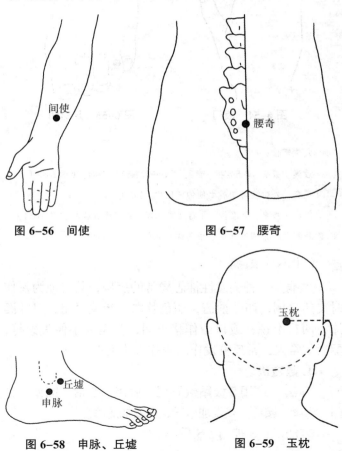

图 6-56　间使　　　　图 6-57　腰奇

图 6-58　申脉、丘墟　　图 6-59　玉枕

第六章 磁疗的临床应用

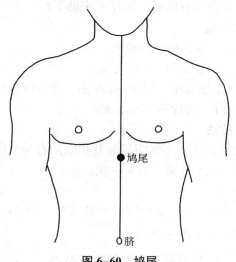

图 6-60 鸠尾

穴位定位：

间使 腕横纹正中直上3寸，掌长肌腱与桡侧腕屈肌腱之间。（图6-56）

腰奇 尾骨尖直上2寸。（图6-57）

申脉 外踝下缘凹陷中。（图6-58）

玉枕 后发际正中直上2.5寸，旁开1.3寸。（图6-59）

鸠尾 剑突下，脐上7寸。（图6-60）

（十九）肋间神经痛

肋间神经痛常与感冒、邻近器官和组织的感染、外伤等有关。临床表现：疼痛沿肋间神经分布范围出现针刺样、电灼样痛，深吸气、咳嗽、哈欠时加重，有的病人呈束带状，或放射至肩背部或上肢，在相应的皮肤区感觉过敏或肋缘有压痛。磁疗方法见下：

1. 敷磁法

方法一：S 丘墟、N 照海。

方法二：S 支沟、S 阳陵泉。

磁片直径 1cm、厚 3mm 左右，表面磁场强度为 0.15～0.25T。每疗程 1～5 天。

2. 旋磁法

用旋磁机头置疼痛明显处及相应的脊髓节段部，每次治疗 15～25 分钟，每天一次。

穴位定位：

丘墟　外踝前下方，趾长伸肌腱外侧凹陷中。（图6-58）

（二十）坐骨神经痛

坐骨神经痛有原发性和继发性两类。后者多见，主要是由于临近结构病变影响坐骨神经而发生，如椎间盘脱出，脊椎关节病变、损伤等。

临床表现：以单侧坐骨神经痛为多见，腰、臀、大腿内侧、小腿外侧及足背等处呈放射性疼痛，咳嗽、喷嚏等时加重。一般起病缓慢，臀部、腘窝及小腿等处有压痛，病程较久，肌肉出现松弛与萎缩。磁疗方法见下：

1. 敷磁法

方法一：S 环跳、S 阳陵泉、S 丘墟。

方法二：N 至阴、N 金门（脚麻木为主）。

方法三：N 束骨。

方法四：N 肾俞、N 脾俞。

根据患者病情选一组穴位，连续贴敷 5 天休息 1 天，再进行下一个疗程，也可以 5 天交换一组穴位。磁片直径 1cm、厚 3mm 左右，表面磁场强度为 0.15～0.25T。

2. 旋磁法

选穴同上，每天一次，每个穴位治疗 10～15 分钟，12～18 次为一个疗程。

3. 磁电按摩法

将磁电按摩器的按摩头置于穴位或痛点。每次 15～20 分钟，每天按摩一次，半个月为一个疗程，休息 3 天继续第二个疗程或着情而定。

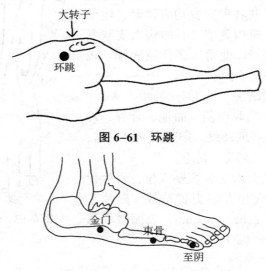

图 6-61　环跳

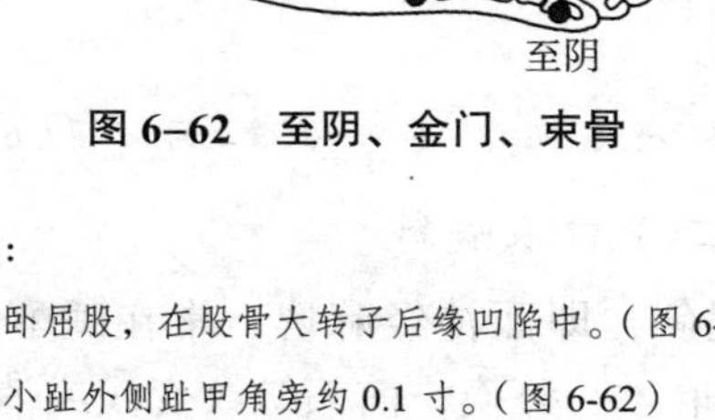

图 6-62　至阴、金门、束骨

穴位定位：

环跳　侧卧屈股，在股骨大转子后缘凹陷中。（图 6-61）

至阴　足小趾外侧趾甲角旁约 0.1 寸。（图 6-62）

穴位磁疗

金门　外踝前缘直下，骰骨外侧凹陷处中。(图6-62)

束骨　第五跖骨小头后缘，赤白肉际处。(图6-62)

(二十一) 多发性神经炎

多发性神经炎又称末梢性神经炎，病因较多，如感染、中毒、代谢和分泌障碍、营养障碍以及遗传、过敏等。

临床表现：主要表现为四肢远端感觉障碍，迟缓性瘫痪。早期为手指、足趾麻木刺痛、感觉异常，皮肤可有痛觉过敏现象。以后皮肤各种感觉均有障碍、运动无力、肌肉萎缩，有的病人皮肤发凉、光滑、变薄，多汗或无汗。磁疗方法见下：

敷磁法

上肢取肩髃、曲池、合谷、外关，下肢取环跳、阳陵泉、足三里、悬钟、三阴交、昆仑。

以上均用N极贴穴位，每疗程5天，穴位左右交替贴敷。磁片直径1～2cm、厚3mm、表面磁场强度0.1～0.2T。

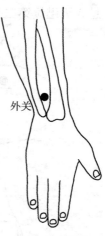

图6-63　外关

穴位定位：

外关　腕背横纹上2寸，桡骨与尺骨之间。(图6-63)

(二十二) 口眼㖞斜

口眼㖞斜，即面神经麻痹，常在睡醒后出现一侧面部板滞、麻木、瘫痪，前额皱纹变浅或消失，眼裂扩

第六章 磁疗的临床应用

大,不能作皱眉、露齿、鼓颊等动作,口角歪向健侧,眼不能闭合等。磁疗方法见下:

敷磁法

方法一:将磁片 S 极贴敷于地仓、颊车、人中、合谷、风池、阳白、攒竹、四白、阳陵泉、翳风、阿是穴等。每次取穴 4～5 个,交替使用,也可晚上贴敷,白天不贴敷。

方法二:患侧 N 太冲、N 至阴,健侧 S 太冲、S 至阴、S 丰隆。

方法三:S 阳陵泉、N 肝俞、N 筋缩。

磁片直径 1cm、厚 3mm,表面强度为 0.08～0.15T。

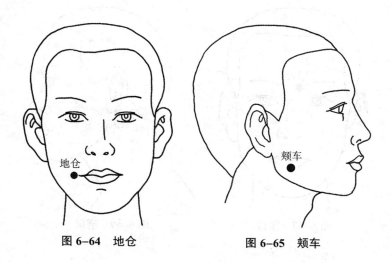

图 6-64 地仓　　　　图 6-65 颊车

穴位磁疗

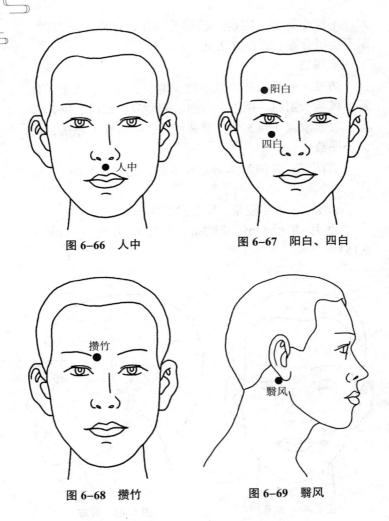

图 6-66 人中

图 6-67 阳白、四白

图 6-68 攒竹

图 6-69 翳风

穴位定位：

地仓　口角旁 0.4 寸。（图 6-64）

颊车　下颌角前上方一横指凹陷中，咀嚼时咬肌隆起处。（图 6-65）

人中　在人中沟上段，约三分之一处。（图 6-66）

阳白　目正视，瞳孔直上，眉上一寸。（图 6-67）

攒竹　眉头凹陷中。（图 6-68）

四白　目正视，瞳孔直下，当眶下孔凹陷处。（图 6-67）

翳风　耳垂后，当乳突与下颌骨之间凹陷处。（图 6-69）

肝俞　第九胸椎棘突下，旁开 1.5 寸。（图 6-3）

筋缩　第九胸椎棘突下。（图 6-3）

（二十三）面肌抽搐

面肌抽搐是一侧面部肌肉呈现不规则抽动，为阵发性。临床表现：由于眼部肌肉抽动，患侧眼裂缩小，常常局部肌肉开始抽搐，有的发展到一侧面部肌肉抽搐，严重时表现为口角与鼻翼一起向上、向外牵引的"相联动作"。磁疗方法见下：

1. 敷磁法

将磁片 S 极贴于风池、百会（短时间），患侧太阳、下关、地仓、迎香、合谷（两侧），N 极贴悬钟（两侧）。磁片直径 1cm，厚 3mm 左右，表面磁场强度为 $0.15 \sim 0.2T$。

2. 旋磁法

取穴同上，将旋转磁疗机的磁头置于穴位处，每个穴位每次 $5 \sim 10$ 分钟，每天一次。

穴位磁疗

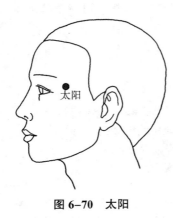

图 6-70 太阳

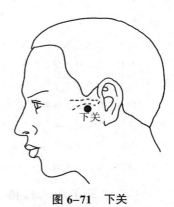

图 6-71 下关

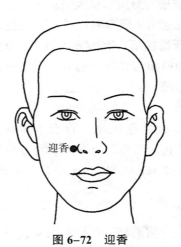

图 6-72 迎香

穴位定位：

太阳　眉梢与目外眦之间向后约一寸处的凹陷中。（图 6-70）

下关　当颧骨弓之下凹陷中，合口有孔，张口即闭。（图 6-71）

迎香　鼻翼旁 0.5 寸，鼻唇沟中。（图 6-72）

（二十四）风湿性关节炎

风湿性关节炎是风湿病在关节部位的表现，寒冷、潮湿、创伤等是发病的诱因。急性期临床表现为游走性的大关节红肿疼痛、运动受限，急性炎症消退后，关节不出现变形或僵硬。

慢性风湿性关节炎往往没有急性炎症表现，不知不觉中发生关节酸痛，关节疼痛时轻时重，实验室检查显示风湿阳性反应。磁疗方法见下：

1. 敷磁法

用磁片贴敷于患病关节部位周围穴位与疼痛处。磁片直径 1cm，厚 3mm，表面磁场强度为 0.15 ～ 0.25T。

肩关节：肩髃、肩贞、臑俞。

肘关节：曲池、手三里、外关、合谷。

腕关节：外关、腕骨、阳池。

指关节：用两磁片夹在关节两侧。

脊背部：水沟、身柱、后溪。

髋关节：环跳、居髎、风市、髀关。

膝关节：梁丘、膝眼、阳陵泉、阴陵泉。

踝关节：丘墟、太溪、昆仑。

病重者加肾俞、关元，有瘀积者加膈俞、三阴交，痛处集结者加足三里、阳陵泉，发热不散者加大椎、曲池、风池。

取上述穴位，实热证贴 S 极，虚寒证贴 N 极，但膈俞贴 S 极，三阴交贴 N 极。每疗程 5 天，休息 2 天再

穴位磁疗

进行下一个疗程。

2. 旋磁法

取穴原则同上,每天一次,每穴治疗 10～15 分钟,每次 3～4 穴,10 天为一个疗程。

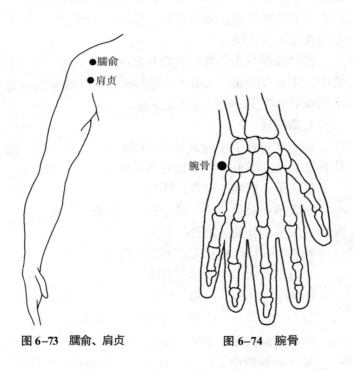

图 6-73　臑俞、肩贞　　　　图 6-74　腕骨

第六章 磁疗的临床应用

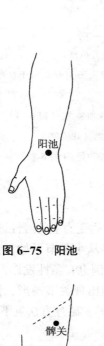

图 6-75 阳池

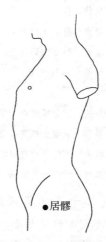

图 6-76 后髎

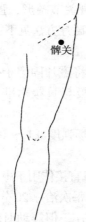

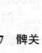

图 6-77 髀关

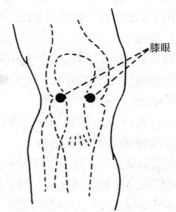

图 6-78 膝眼

穴位磁疗

穴位定位：

肩贞　腋后皱襞上 1 寸。（图 6-73）

臑俞　腋后皱襞直上，肩胛冈下缘。（图 6-73）

腕骨　后溪穴直上，于第五掌骨基底与三角骨之间赤白肉际处。（图 6-74）

阳池　腕背横纹中，指总伸肌腱尺侧缘凹陷中。（图 6-75）

居髎　髂前上棘与股骨大转子连线中点。（图 6-76）

髀关　髂前上棘与髌骨外缘连线上，平沟处。（图 6-77）

膝眼　髌尖两侧凹陷中。（图 6-78）

（二十五）类风湿性关节炎

类风湿性关节炎是一种以关节病变为主的慢性进行性的全身性疾病。本病发病缓慢，多从小关节开始，如指、趾关节等处，多为对称性。少数病例也有急性发作，表现为发热，关节红、肿、痛等。晚期出现关节畸形、强直，指关节肿大如棱形，运动功能障碍等。磁疗方法见下：

1. 敷磁法

取穴原则与风湿性关节炎相同。将磁片固定于关节疼痛肿胀明显处或穴位上，也可使 S 极与 N 极对准夹住疼痛明显处。

磁片直径 1cm，厚 3mm，表面磁场强度 $0.1 \sim 0.2T$。

2. 旋磁法或震动磁场法

将旋转磁疗机的机头或震动磁疗机直接作用于患病关节的穴位或疼痛肿胀明显处。每个关节每次治疗 20 分钟。

本病常采用以上两种方法结合治疗，但震动时磁片取下，治疗后再贴上。本病经过磁疗后，会有疼痛加剧的现象，但坚持一段时间后（年老体弱者除外），疼痛会渐减，功能开始恢复。

（二十六）增生性骨关节病

增生性骨关节病又称肥大性关节炎、增生性关节炎等。起病缓慢，早期往往无症状，当骨刺或骨赘形成后，压迫神经根，刺激附近软组织，产生渗出，甚至发生黏连，表现为疼痛、麻木、运动受限。如病变累及腰椎，除局部疼痛外，可并发脊髓神经根放射性疼痛。磁疗方法见下：

1. 敷磁法

方法一：N 大杼、N 足三里。

方法二：病变部位或者周围穴位敷磁。

磁片直径1cm，厚3mm左右，表面磁场强度 0.1～0.25T。

2. 旋磁法

将旋磁磁疗机的机头置于病变部位和周围穴位，每个穴位 5～10 分钟，每天一次，15 次为一个疗程。

此外，膝关节骨质增生可以用磁疗护膝，腰椎骨质增生可用磁疗腰带。

穴位定位：

大杼　第一胸椎棘下，旁开 1.5 寸。（图 6-3）

（二十七）胸腔积液

健康人胸膜腔的两层胸膜之间填充有少量的浆液。此薄层润滑性浆液保持相当稳定，是由于胸膜毛细血管渗出液和胸膜小静脉与淋巴管重吸收两者之间取得动态平衡之故。在病理状态下，二者的平衡失调，则产生

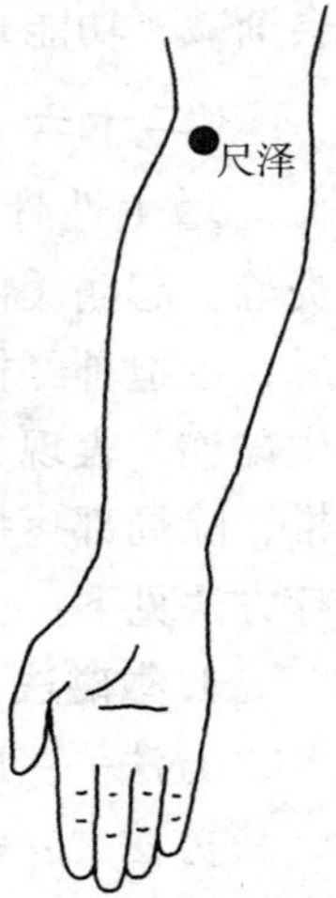

穴位磁疗

胸膜腔积液。胸腔积液可由胸膜炎症、结缔组织疾病、肿瘤、局部瘀血等引起。磁疗方法见下:

敷磁法

S尺泽（两侧）、N太渊（两侧），贴敷2～3天，疗程酌情而定。磁片直径1cm，厚3mm左右，表面磁场强度0.1～0.2T。

穴位定位:

尺泽 肘横纹中，肱二头肌腱外侧取穴。（图6-79）

图6-79 尺泽

（二十八）遗尿

中医认为遗尿是由肾阳不足或膀胱气虚引起。发生于夜间，在睡梦中自然排出，醒后才觉，或遗尿后立即发觉，一夜数次或一次不等。磁疗方法见下:

敷磁疗法

方法一: N中极、N膀胱俞。

方法二: N肾俞、N膀胱俞、N关元、N中极、N三阴交。

梦中遗尿，加N心俞、S神门。

每次取一组，每疗程3～5天，间隔两天再进行下一个疗程，疗程可酌情而定。

磁片直径1cm，厚3mm，表面磁场强度0.1～0.15T。

穴位定位:

中极 脐下4寸。（图6-80）

第六章 磁疗的临床应用

膀胱俞　第二骶椎棘突下旁开 1.5 寸。（图 6-81）

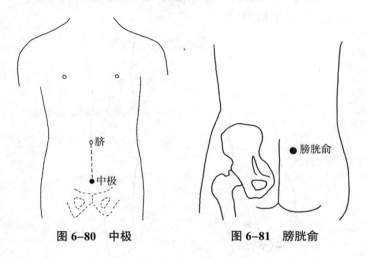

图 6-80　中极　　　　　　图 6-81　膀胱俞

（二十九）失眠

失眠由思虑过度，心脾血虚，心肾不交，心胆虚，或胃中不和引起。磁疗疗法见下：

1. 敷磁法

将磁片贴敷于穴位处，S 内关、S 神门、N 三阴交。

若健忘心悸，体倦神疲，饮食无味等，加 N 心俞、N 脾俞、N 百会（短时间）；若触事而惊，多梦，易惊醒，加 N 肝俞、N 心俞、N 足窍阴、S 行间；若心烦口干，或梦遗，加 N 肾俞、N 照海、S 申脉；若饮食不化，腹胀，嗳气，加 N 中脘、S 足三里；通宵不寐，加 S 浮郄；凌晨两点以后失眠，加 S 太冲；失眠由痰火扰心所致，选取 S 神门、S 丰隆、N 太白。

穴位磁疗

磁片直径1cm,厚3mm,表面磁场强度0.15～0.2T。疗程酌情而定。

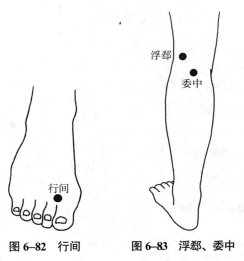

图 6-82 行间　　图 6-83 浮郄、委中

穴位定位:

行间　足背第一二趾间的缝纹端。(图 6-82)

浮郄　腘横纹中央外开1寸,再上1寸。(图 6-83)

(三十)水肿

人体血管外组织间隙体液积聚时,则形成水肿,此种液体称为水肿液。临床表现为头面、眼睑、四肢、腹背,甚至全身浮肿,严重者还可伴胸腔积液、腹水等。磁疗方法见下:

1. 敷磁法

(1)眼胞连面浮肿,下肢浮肿以达中脘,可采取以下方法:

方法一：N 心俞、S 天突、S 足三里、N 三阴交。
方法二：N 水分、N 水道、S 足三里、N 三阴交。
（2）手背、臂浮肿透明：N 经渠、S 神门、S 通里。
（3）下肢水肿：S 足三里、N 三阴交。
（4）大腹水肿：N 水分、S 阳陵泉。

磁片直径 1cm，厚 3mm，表面磁场强度 0.15～0.2T。

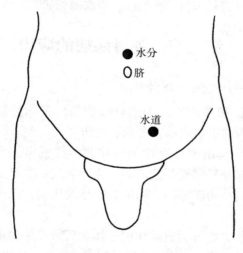

图 6-84　水分、水道

穴位定位：

水分　脐上 1 寸。（图 6-84）

水道　脐下 3 寸处旁开 2 寸。（图 6-84）

（三十一）糖尿病

糖尿病是由于各种原因使胰岛素分泌不足或者胰岛素抵抗，而引起血糖升高的一种疾病。该病若控制不佳，会导致急性并发症。长此以往可出现慢性并发症。典型的临床表现：多饮、多食、尿和体重减轻。磁疗方法见下：

敷磁法

S 行间、N 涌泉。左右两脚轮换敷磁，治疗一段时间可显效。

磁片直径 1cm，厚 3mm，表面磁场强度 $0.15 \sim 0.2T$。

第二节 外科疾病的应用

（一）软组织扭挫伤

扭伤和挫伤均属于闭合性创伤，皮肤完整没有破裂，而内部组织或器官受到了损伤。

扭伤是由于过度伸展或屈曲，使肌肉、韧带、筋膜的一部分纤维断裂造成的。临床表现：主要是受伤部位的疼痛及功能障碍，局部有明显的压痛，也可有血肿形成。

挫伤是指外力直接作用于体表后所产生的皮下及肌肉筋膜甚至内脏等组织损伤。临床表现为肿胀、瘀斑、疼痛、功能障碍、发热。磁疗方法见下：

1. 敷磁法

患区痛点与穴位结合，磁片大小适当，表面磁场强度 $0.1 \sim 0.2T$，一般贴敷 $2 \sim 4$ 片。每日连续贴敷，疗程酌情而定。不同部位除局部用磁片贴敷外，配穴不同，如：

膝关节：N 悬钟；

腰部：S 尺泽、S 委中；
臂肿胀：S 外关、S 阳池；
下肢：N 三阴交、S 血海；
臂痛：N 三阴交、S 膈俞。

2. 旋磁法

将旋转磁疗机的磁头贴于病变部位，每次 10～20 分钟，6～10 次为一个疗程。

穴位定位：

委中　腘窝横纹中央。（图 6-83）

（二）落枕

落枕是因睡觉时姿势不良或感受风寒引起。临床表现：一般是在早晨起床后，颈项部一侧疼痛，活动受限，检查时颈项部肌肉紧张，有压痛。磁疗方法见下：

1. 敷磁法

方法一：S 后溪、S 风池、S 大椎。

方法二：S（健侧）丘墟。

用直径 1cm、厚 3mm，表面磁场强度 0.12～0.2T 的磁片贴敷于疼痛明显处及附近穴位。

2. 旋磁法

将旋转磁疗机的磁头置于疼痛明显处，每次治疗 10～20 分钟，每天 1～2 次，3～6 次为一个疗程。

（三）肌肉劳损

肌肉劳损一般发生于肌肉活动太多，或静止状态下肌肉持久的紧张的部位。临床表现为肌肉无力、劳累、酸疼，活动受限，检查时有压痛、肌肉硬结、功能障碍等。磁疗方法见下：

穴位磁疗

1. 敷磁法

将磁片贴敷在病变部位和周围穴位上，磁片直径1cm，厚3mm，表面磁场强度为0.15～0.2T。

2. 旋磁法

将旋转磁疗机的机头对准患处或穴位上，每天一次，每次治疗15～20分钟，10～15次为一个疗程。

（四）肱骨外上髁炎

肱骨外上髁炎与职业有关，多见于木工、水电工、网球运动员（故又称网球肘）等。腕伸肌腱起始于外上髁处，凡任何需要使用腕力过多、过久、过猛的操作，都有可能引起腕伸肌腱起点的扭伤。临床表现为肘关节区疼痛、乏力、压痛等。磁疗方法见下：

1. 敷磁法

用磁片贴敷在痛点或附近穴位。磁片直径1cm，厚3mm，表面磁场强度0.15～0.2T。

2. 旋磁法

将旋转磁疗机的磁头置于患区，每天一次，每次10～20分钟，10～15次为一个疗程。

（五）肩关节周围炎

肩关节周围炎又称"凝肩"，俗称漏肩风，女性多于男性，好发年龄在50岁左右。主要病理改变是慢性退行性变化。临床主要表现为肩关节疼痛，早晨起床后轻度活动肩关节，肩部疼痛可减轻，若活动过多，则疼痛加重。检查时，肩部有压痛，患肢活动受限。磁疗方法见下：

1. 敷磁法

将直径1cm，厚3mm，表面磁场强度为0.15～

第六章 磁疗的临床应用

0.2T 的 3 片磁片,贴敷患侧的 N 肩髃、N 肩贞、N 秉风,连续贴敷 6 天为一个疗程,取下休息 1～2 天,继续以上操作。

2. 旋磁法

将旋转磁疗机的磁头置于痛点和穴位上,每次治疗 15～25 分钟,每天治疗一次,12～16 次为一个疗程。

穴位定位:

秉风 在肩胛骨岗上窝内凹陷中央。(图 6-85)

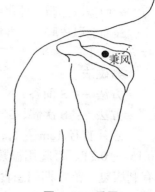

图 6-85 秉风

(六)踝关节扭伤

踝关节扭伤为踝关节过度向内或向外翻转所造成的踝关节损伤,多见外踝扭伤。外伤时常使韧带扭伤、撕裂等,临床表现为踝关节疼痛肿胀,行走困难或不能行走,局部压疼明显。磁疗方法见下:

1. 敷磁法

取直径 1cm 左右,厚 3mm 磁片,磁片表面磁场强度 0.15～0.25T,贴敷于疼痛肿胀明显处。可取患侧 N 三阴交、N 悬钟、S 血海、S 金门。

2. 旋磁法

患区与穴位相结合,如悬钟(绝骨)、三阴交等,每次治疗 15～25 分钟,每天一次。

(七)痔疮

该病是由直肠下部、肛管或肛门缘的痔静脉扩张、屈

穴位磁疗

曲和充血而致，多发于青壮年。根据临床表现可分为内痔、外痔和混合痔。内痔由痔内静脉丛形成，位于齿线上方，表面盖以黏膜。外痔由痔外静脉丛形成，位于齿线之下，表面盖以皮肤。混合痔由痔外和痔内静脉丛形成。磁疗方法见下：

敷磁法

方法一：S前谷、N隐白，左右共四个穴位。

方法二：S次髎、S会阳、S委中、S长强、S二白。

磁片直径1cm左右，厚3mm磁片，表面磁场强度0.15～0.2T。每晚用温热水洗肛门（水温以舒适为度）有利康复。治疗期间忌食腥发、辛辣之物，忌饮酒与房事。每疗程5～7天，休息2天，继续下一个疗程。

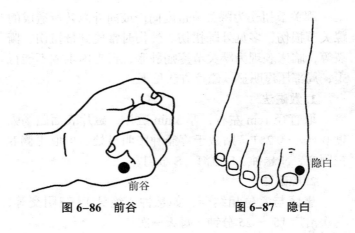

图6-86 前谷　　　　　图6-87 隐白

第六章 磁疗的临床应用

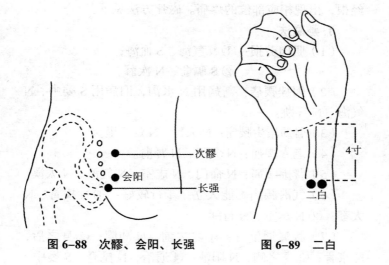

图 6-88　次髎、会阳、长强　　　图 6-89　二白

穴位定位：

前谷　握拳，于第五掌指关节前，赤白肉际处。（图 6-86）

隐白　踇趾内侧趾甲角旁约 0.1 寸。（图 6-87）

次髎　第 2 骶后孔中。（图 6-88）

会阳　尾骨尖旁开 0.5 寸。（图 6-88）

长强　尾骨尖下 0.5 寸。（图 6-88）

二白　掌后大陵穴直上 4 寸，一穴在肌腱外侧，一穴在两肌腱之间。（图 6-89）

（八）背痛、腰腿痛

背痛、腰腿痛可由多种原因引起。常见的原因是活动量过大或外伤引起肌肉、筋膜或肌腱附着处发生损伤或慢性炎症，出现反射性肌肉紧张或痉挛；或骨质增生后的骨刺、骨赘刺激周围软组织发生炎症反应或压迫神

经根，出现相应部位的疼痛。磁疗方法见下：

1. 敷磁法

（1）肌肉劳损：①N 气海、S 血海；
②S 膈俞、N 次髎。

（2）闪挫腰痛：新病用 N 水沟，旧病用 S 委中、N 气海、N 环跳。

（3）骨质增生腰痛：N 大杼、N 足三里。

（4）老人腰痛：N 命门、N 肾俞。

（5）肾虚腰痛：N 命门、N 志室、N 气海、N 太溪。

（6）气滞腰痛不能久立，步行较好：①N 横骨、N 大都；②N 志室、N 行间。

（7）腰痛通治法：①身之前，N 冲阳；②身之后，N 京骨；③身之侧，N 阳池；④通治，N 昆仑、S 委中。

（8）寒湿腿痛：N 风市、N 阳陵泉、N 足三里

（9）腿脚乏力：①N 风市、N 阴市；
②N 太溪、N 飞扬。

（10）股骨疼痛如火烫：S 风市。

（11）小腿发热：S 委中、N 三阴交。

磁片直径 1cm，厚 3mm，表面磁场强度 0.15～0.25T。疗程酌情而定。

2. 旋磁法

将旋转磁疗机的磁头置于病变部位的痛点或穴位，每天一次，每次 15～20 分钟，10～15 次为一个疗程。

第六章 磁疗的临床应用

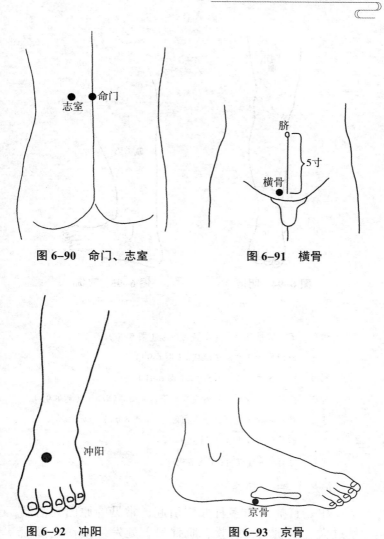

图 6-90 命门、志室

图 6-91 横骨

图 6-92 冲阳

图 6-93 京骨

穴位磁疗

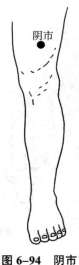

图 6-94 阴市

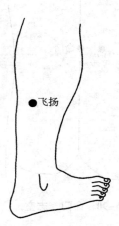

图 6-95 飞扬

穴位定位：

命门　第二腰椎棘突下（与脐对应）。（图 6-90）

志室　命门外开 3 寸陷中取穴。（图 6-90）

横骨　脐下 5 寸，旁开 0.5 寸。（图 6-91）

冲阳　内庭穴上 5 寸（在解溪穴之下，足背最高处）。（图 6-92）

京骨　第五跖骨粗隆下，赤白肉际处。（图 6-93）

阴市　髌骨外上缘上 3 寸。（图 6-94）

飞扬　昆仑穴直上 7 寸。（图 6-95）

（九）手、臂痛

手、臂痛可由多种原因引起，常见的原因为活动量过大，或肌肉、筋膜、肌腱附着处发生损伤或慢性炎症，发生反射性肌肉紧张或痉挛。以颈胸神经根炎最

第六章　磁疗的临床应用

为常见，其临床表现主要为一侧或双侧颈、上胸、背、肩、臂部，或直至肘、腕、指部，有放射性疼痛或麻木感。磁疗方法见下：

1. 敷磁法

（1）肩臂痛：① S 手三里；
　　　　　　②S 肩井、S 肩髃、S 曲池；
　　　　　　③S 三间。

（2）手臂红肿：S 中渚、S 液门。

（3）肩臂酸重：S 支沟。

（4）肘痛不能伸直：S 少冲。

（5）肘不能屈：N 腕骨。

（6）五指皆疼：S 外关。

（7）手臂麻木：N 手三里、N 曲池、N 会宗。

（8）手颤：①N 大陵、N 外关、S 内关；
　　　　　②N 少海、N 后溪、S 三间。

（9）手指浮肿：N 风门。

磁片直径 1cm，厚 3mm，表面磁场强度 0.15～0.25T，疗程酌情而定。

2. 旋磁法

将旋转磁疗机的磁头置于病变部位或穴位，每天一次，每次 15～20 分钟，10～15 次为一个疗程。

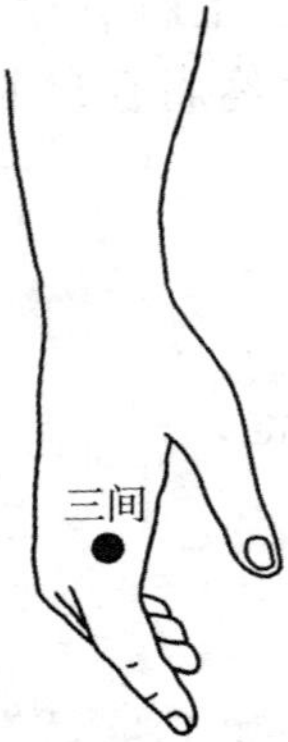

穴位磁疗

图 6-96 三间 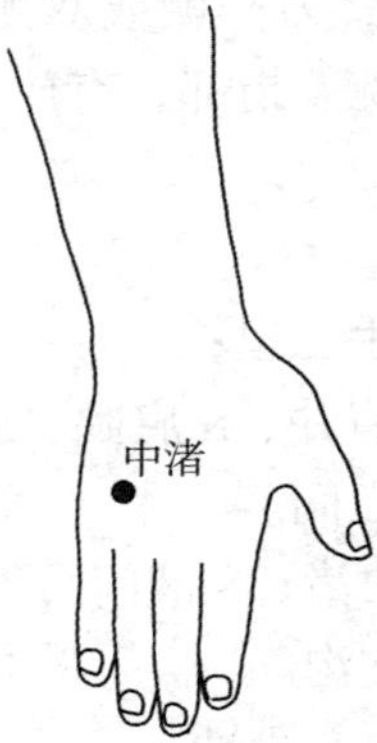　　图 6-97 中渚 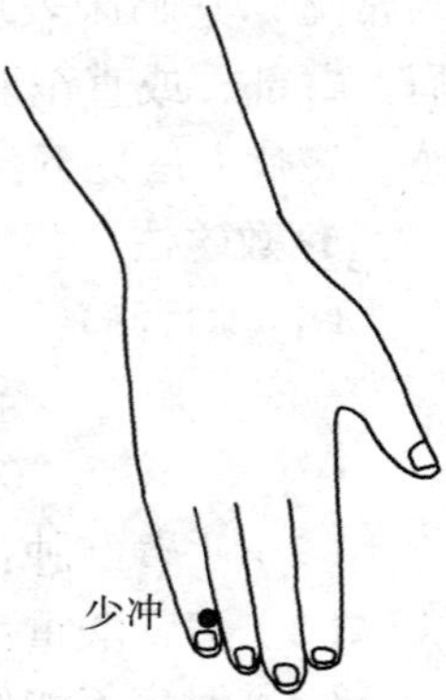　　图 6-98 少冲

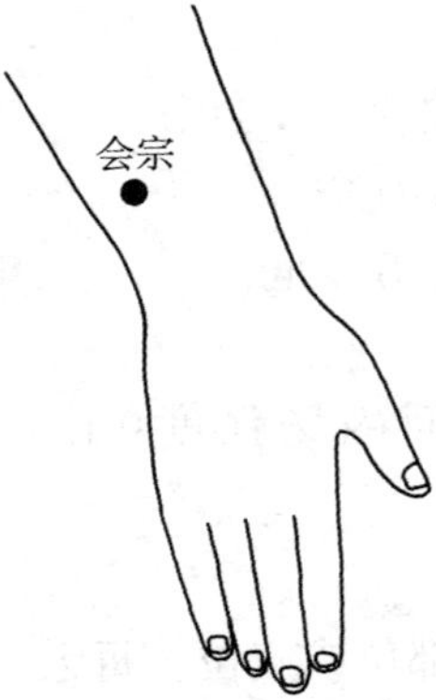

图 6-99 会宗 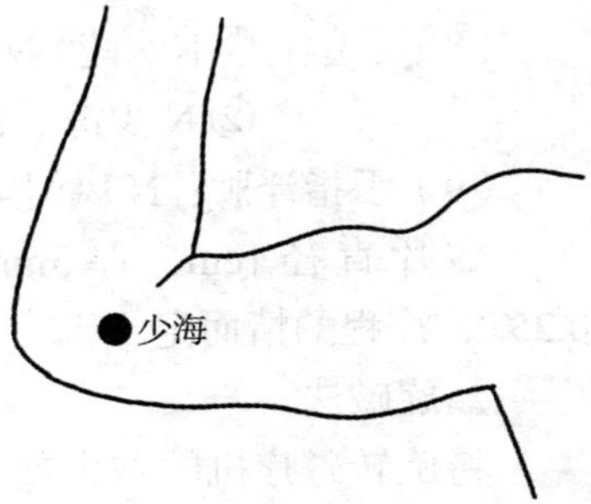　　　　图 6-100 少海

穴位定位：

三间　微握拳，当第二掌骨小头桡侧后凹陷中。（图6-96）

中渚　握拳，第四五掌骨小头后缘之间凹陷中，液门后一寸。（图6-97）

少冲　小指内侧指甲角旁约0.1寸，赤白肉际取穴。（图6-98）

会宗　支沟穴外侧，骨边陷中取穴。（图6-99）

少海　屈肘，当肘横纹尺侧端与肱骨内上髁连线之中点。(图6-100)

（十）冻伤

冻伤是由于寒邪侵袭身体而引起的全身或局部性的组织损伤，冻伤常见于手指、足趾、鼻尖和耳郭等末梢部位。组织冻伤后，血管收缩，皮肤发凉、苍白，开始有刺痛，逐渐麻木，丧失感觉，部分患者冻伤部位可出现肿胀、发痒。磁疗方法见下：

1. 敷磁法

方法一：N中渚、N列缺、N太白。

方法二：N三阴交、S血海，均取患侧。

用直径1cm左右、厚3mm、表面磁场强度0.1～0.15T的磁片，连续贴敷3～5天为一个疗程，休息1～2天，继续第二个疗程。

2. 旋磁法

将旋转磁疗机磁头置于患区局部，每天一次，每次治疗10～20分钟，若冻伤面积大可适当延长5～10分钟，5～10次为一个疗程，休息两天，继续第二个疗程。

（十一）骨折

骨折常由外伤引起。其临床表现为局部自感剧烈疼痛，甚至休克，出血后形成血肿，压痛明显，患肢运动功能障碍，局部肿胀是因骨折端及其附近软组织破裂出血所致。

磁疗必须在骨折复位、固定后进行，可加速愈合。磁疗方法见下：

1. 敷磁法

N悬钟、N大杼、N足三里等。

将直径 1cm，厚 3mm 左右，表面磁场强度 0.1～0.2T 的磁片贴敷于患区痛点和穴位，可用 2～4 片，N 极、S 极对置或并置。对于四肢骨折的患处，还可以在复位后，在骨折相应部位的夹板上放置磁片，再固定于骨折处。磁片与皮肤之间可尽量少垫纱布等物，以免磁片表面强度大为减弱。

2. 旋磁法

将旋转磁疗机磁头置于患区痛点及邻近穴位，每次 10～20 分钟，6～10 次为一个疗程，适于骨折早期复位固定后。

（十二）外伤性血肿

外伤引起闭合性受损部位的血液流入周围软组织中，而形成血肿。临床表现为血肿浅表时，皮肤呈紫蓝色，软组织发生肿胀，压痛明显。若皮肤完整，用手以适当的力度在四肢皮肤上向心脏方向推动，短时间可迅速缓解疼痛，紫蓝色消退。如果血肿没有及时消散，即发生纤维化，触之较硬。磁疗方法见下：

1. 敷磁法

选择直径 1～2cm，厚 3mm，表面磁场强度 0.1～0.2T 的磁片，S 极贴敷病变部位，或用两片异名极磁片并置血肿两侧。穴位治疗与软组织挫伤相同。

2. 旋磁法

将旋转磁疗机磁头置于病变部位，每日一次，每次治疗 10～20 分钟，6～10 次为一个疗程。

（十三）术后伤口疼痛

手术后的伤口处疼痛，伴有功能障碍，有些患者伤口疼痛剧烈时，影响睡眠。磁疗方法见下：

1. 贴敷法

当手术伤口较小时，选用直径 1cm，厚 3mm 左右，表面磁场强度 0.1～0.2T 的磁片，置于伤口上。磁片先用 75% 酒精消毒，磁片与伤口之间隔数层消毒纱布，以防感染，或用 2～4 片 S 极与 N 极并置或对置磁片贴敷伤口两侧。

2. 旋磁法

将旋转磁疗机的磁头置于患区局部，每天一次，每次治疗时间 10～20 分钟。

（十四）疤痕

手术和损伤后，在创伤修复过程中会生成的疤痕组织，感染后愈合也可留疤痕。疤痕组织是一种循环不良、结构异常、神经分布错乱的假性组织，疤痕组织按病理变化不同，可分为浅表性疤痕、增生性疤痕、萎缩性疤痕、疤痕疙瘩。临床表现为疤痕高出周围皮肤，局部色素沉着或充血，并与周围组织粘连，局部疼痛、发痒等。萎缩性疤痕及疤痕疙瘩，会发生功能障碍与畸形。磁疗方法见下：

1. 敷磁法

将磁片固定于病变部位。磁片直径 1cm，厚 3mm 左右，表面磁场强度 0.1～0.15T，每日连续贴敷，适用于较早期疤痕。

2. 旋磁法

将旋转磁疗机的磁头置于患区局部，每天一次，每次治疗 10～20 分钟，10～15 次为一个疗程。

3. 综合法

即先用旋磁法，再加用敷磁法。

（十五）注射后局部反应及硬结

注射后局部反应及硬结是由于注射药液有刺激性成分，注射较浅或反复多次注射，或因注射后感染等引起局部组织炎性反应，逐渐形成硬结。临床常见有自觉痛及压痛，触之有硬结。磁疗方法见下：

1. 敷磁法

将磁片贴敷病变部位，磁片直径1cm，厚3mm，表面磁场强度为 0.1～0.2T，连续贴敷。

2. 旋磁法

将旋转磁疗机的磁头置于病变部位，每日一次，每次治疗 10～20 分钟，早期效果较好。

（十六）前列腺炎

前列腺炎是常见于成年男性的疾病，绝大多数是前列腺长期充血、腺泡瘀积、腺管水肿所致；少数是细菌感染所致，致病菌以葡萄球菌、链球菌、大肠杆菌为多见。感染的途径主要是由尿道通过前列腺管进入腺体，亦可通过血液或淋巴使前列腺感染。临床表现常有尿频、尿急、尿不尽感，下腰会阴部胀痛；部分患者还有性功能障碍与神经衰弱症状，轻者无症状。前列腺检查可正常、肿大，或缩小变硬，前列腺液中白细胞常增多。磁疗方法见下：

1. 敷磁法

方法一：N 中极、S 曲骨、N 肾俞。

方法二：N 至阴、N 束骨、N 中极。

方法三：N 复溜、N 太溪、N 京门。

方法四：N 中极、N 关元、N 三阴交。

配穴：S 曲骨、N 足三里、S 次髎等。

第六章 磁疗的临床应用

磁片直径1cm，厚3mm，表面磁场强度0.1～0.15T，1～2个月为一个疗程。

2. 旋磁法

将旋转磁疗机的磁头置于所选穴位，每日一次，每穴5～10分钟，20～30次为一个疗程。

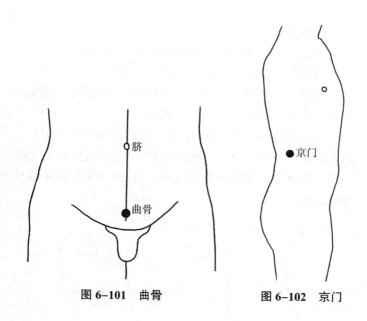

图6-101 曲骨　　　图6-102 京门

穴位定位：

曲骨　脐下5寸。（图6-101）

京门　第十二肋骨端。（图6-102）

（十七）膀胱炎

膀胱炎是泌尿系统中最常见的感染性疾病之一。本

穴位磁疗

病主要为继发性，可继发于泌尿系统疾病，如尿道感染、结石、结核、肿瘤等；也可继发于泌尿系统以外的疾病，如生殖器炎症、神经系统疾病、胃肠道疾病等，女性较多见。本病按发病快慢分为急性和慢性两种，临床表现为脓尿或血尿、尿急、尿频、尿痛等膀胱刺激症状。磁疗方法见下：

1. 敷磁法

方法一：尿频，N 至阴、N 束骨、N 中极。

方法二：尿血，大敦、涌泉、委阳。

方法三：中极、小肠俞、膀胱俞、阴陵泉、委阳、大陵、关元、涌泉、横骨、大敦等。

将直径 1cm，厚 3mm 左右，表面磁场强度为 0.1～0.2T 的磁片贴敷穴位上，每次选 3～5 个穴位，5 天交换一次。急性期一般用 S 极贴皮肤，体虚、慢性期常用 N 极贴皮肤。

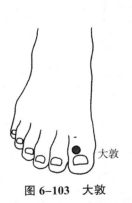

图 6-103 大敦

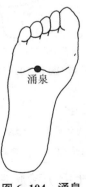

图 6-104 涌泉

第六章 磁疗的临床应用

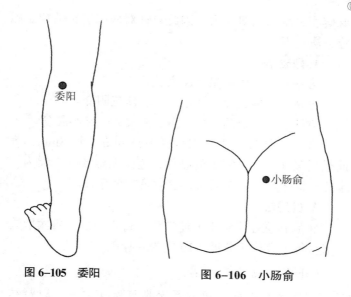

图 6-105 委阳　　图 6-106 小肠俞

穴位定位：

大敦　姆趾外侧趾甲角旁 0.1 寸。（图 6-103）

涌泉　足底中，足趾跖屈时凹陷处，从第三趾至足跟的上三分之一处。（图 6-104）

委阳　腘横纹外端，股二头肌内缘（委中穴外开 1 寸）。（图 6-105）

小肠俞　第 1 骶椎棘突下，旁开 1.5 寸。（图 6-106）

（十八）尿失禁

尿失禁是指不能有意识地控制排尿功能，常在咳嗽或用力时有尿排出，其按发病原因可分为中枢性和末梢性两种。中枢性是由于脑和脊髓损伤、肿瘤或其他病变引起；末梢性常常发生于手术、产妇分娩、损伤后，或麻醉、膀胱括约肌无力，因此要针对病因进行治疗。磁疗方法见下：

1. 敷磁法

方法一：N 阴陵泉、N 大敦。

方法二：N 关元、N 足三里、N 三阴交。

方法三：N 命门、N 气海、N 关元、N 小肠俞。

选穴时任选一组，用直径 1cm 左右，厚 3mm，表面磁场强度 0.1～0.2T 的磁片，连续贴敷 5～7 天为一个疗程，休息 1～2 天后，继续第二个疗程。

2. 旋磁法

将旋转磁疗机置于上述穴位，每天一次，每次取穴一组，每个穴位 5 分钟，10 次为一疗程。

（十九）泌尿系结石

泌尿系结石病是泌尿系统常见疾病之一，以肾结石、输尿管结石、膀胱结石多见，发病与代谢失调、感染、泌尿系畸形等有关，临床表现取决于结石的部位、大小等。肾与输尿管结石临床表现在结石未发生移动时没有明显症状或疼痛，当结石移动时，损伤尿路黏膜，出现为肾绞痛与血尿、排尿紊乱。磁疗方法见下：

敷磁法

将磁片贴敷在结石体表部位前后，用直径 2～4cm，厚 3mm，表面磁场强度 0.15～0.2T 的磁片，异名极前后对置。

嘱多饮水，每日清晨空腹饮水 1000mL 以上，但需量力而行。

第六章 磁疗的临床应用

（二十）腱鞘炎

腱鞘常发于手部及腕部，发病原因多为外伤或因经常过度活动而引起炎症，出现局部疼痛，有时可触及硬结。磁疗方法见下：

1. 敷磁法

用直径 1～2cm，厚 3mm，表面磁场强度 0.15～0.2T 的磁片，贴敷痛点，连续贴敷至痊愈。

2. 旋磁法

旋转磁疗机的磁头置于患部，每天治疗一次，每次 15～25 分钟，10～15 次为一个疗程。

（二十一）颈椎病

颈椎病是好于中老年人的退行性疾病，多因劳损引起椎间盘、椎体、小关节与周围的纤维组织发生增生、变形等，压迫神经、脊髓、椎动脉等，引起头、颈、肩、上下肢疼痛、麻木等症状。体检时，医生用双手将病者头部向上牵引则疼痛减轻或消失。磁疗方法见下：

1. 敷磁法

N 大杼、N 足三里、S 阿是穴，用直径 1cm，厚 3mm 左右，表面磁场强度 0.1～0.2T 的磁片贴敷穴位。

2. 旋磁法

将旋转磁疗机的机头置于颈后疼痛区，每天一次，每次治疗 15～20 分钟，15～20 次为一个疗程。

3. 磁疗项链

项链上有多个永磁体，将其佩戴于颈部，永磁体表面磁场强度为 0.04～0.12T。

4. 磁疗枕垫

睡眠时，颈部枕于其上。

（二十二）腱鞘囊肿

腱鞘囊肿是含有胶样液体的囊性肿物，多发生于关节或腱鞘附近，常见于腕部、足部和膝部。患者多为青壮年，女性多于男性，病因多与外伤有关。临床主要表现为局部小囊肿，呈圆形或椭圆形，与皮肤无粘连。治愈后易复发。磁疗方法见下：

1. 敷磁法

将直径1cm，厚3mm左右，表面磁场强度$0.1 \sim 0.2T$在磁片贴敷于患处，磁片大小应能覆盖患区，疗程酌情而定。

2. 磁针法

穿刺或抽液后敷磁（磁片消毒），囊肿消散后继续敷磁，以巩固疗效，治疗时间酌情而定。

（二十三）非化脓性肋软骨炎

非化脓性肋软骨炎可能与呼吸道感染、感冒、肺炎、营养不良、过度疲劳、胸部损伤有关。临床表现为肋软骨非化脓性疼痛与肿胀，吸收缓慢，常为一侧性。查体：肋软骨突起，质硬，表面光滑，有触痛。磁疗方法见下：

1. 敷磁法

用直径1cm，厚3mm左右，表面磁场强度$0.1 \sim 0.15T$的磁片，贴敷患病部位。连续贴敷，疗程酌情而定。

2. 旋磁法

将旋转磁疗机的治疗磁头置于病变部位，每日一次，每次$15 \sim 30$分钟，$12 \sim 15$次为一疗程。

第六章 磁疗的临床应用

(二十四)足跟痛

足跟痛的产生多与外伤、劳损、跟骨退行性病变、骨质增生等有关,其临床表现主要为跟骨疼痛,行走不便,常跛行,特别是不平坦的地方行走疼痛更为明显。磁疗方法见下:

1. 敷磁法

方法一:将磁片 N 极贴敷足跟正中央赤白肉际。

方法二:S 承山、N 昆仑患侧、S 大钟。

磁片直径 1cm,厚 3mm,表面磁场强度为 0.15 ~ 0.2T,用胶布固定于穴位;若不便走路可晚上敷磁,白天取下,贴敷 1 ~ 2 月。

2. 旋磁法

旋转磁疗机的治疗磁头置于患处,每天一次,每次治疗 20 ~ 30 分钟,10 ~ 20 次为一个疗程。

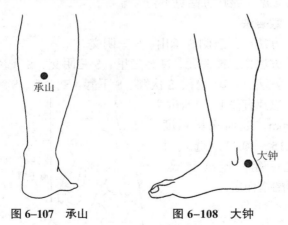

图 6-107 承山　　　图 6-108 大钟

穴位定位:

承山　腓肠肌两肌腹之间凹陷的顶端。(图 6-107)

穴位磁疗

大钟　太溪穴下 0.5 寸稍后，跟腱内缘。（图 6-108）

（二十五）足掌疼

足掌中任一部位，无红肿，外表看不出任何现象，但患者能感觉到某一点疼痛。磁疗方法见下：

1. 敷磁法

直径 1cm，厚 3mm，表面磁场强度为 0.15～0.2T 的磁片，用 N 极贴敷患侧昆仑穴，连续贴敷，疗程酌情而定。

2. 旋磁法

旋转磁疗机的磁头置于病变部位的痛点处或穴位，每天一次，每次 15～20 分钟，10～15 次为一个疗程。

（二十六）睾丸炎

睾丸炎是男科常见疾病，临床上主要分急性化脓性睾丸炎和腮腺性睾丸炎两种，其中以急性化脓性睾丸炎最为多见。磁疗方法见下：

敷磁法

方法一：患侧 S 承山、S 三阴交。

方法二：N 关元、N 足三里、S 三阴交、S 飞扬。

方法三：S 大杼、S 次髎、S 下髎、S 大敦、S 翳风。

磁片直径 1～1.5cm，厚 3mm，表面磁场强度为 0.15～0.2T，选穴时任选一组，连续贴敷，疗程酌情而定。

穴位定位：

下髎　第四骶后孔中。

（图 6-109）

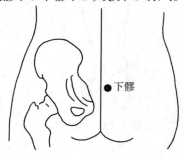

图 6-109　下髎

第六章 磁疗的临床应用

（二十七）尿潴留

膀胱为尿液充胀，而不能自动排出，称为尿潴留，多见于脊髓病患、腹部手术、产后及前列腺肥大者。磁疗方法见下：

敷磁法

方法一：S 曲骨。

方法二：S 膀胱俞、S 中极、N 三阴交。若咽干，口喝欲饮，呼吸短促，加 S 尺泽。若胸腹满闷，口淡不渴，加 S 阳陵泉、S 委阳。若小便欲解不爽或气坠肛脱，加 N 肾俞、N 气海。

磁片直径 1cm，厚 3mm 左右，表面磁场强度 0.15～0.2T。

（二十八）阑尾炎

阑尾炎临床表现为转移性右下腹疼痛，即先是上腹部及脐周疼痛，数小时后转移至右下腹部疼痛，常伴有恶心、呕吐、便秘、腹泻等消化道症状。查体：右下腹压痛、反跳痛。实验室检查示白细胞总数及中性白细胞增高。根据病程可分为急性阑尾炎和慢性阑尾炎两类。磁疗方法见下：

1. 急性阑尾炎需要到医院救治或手术治疗。

2. 慢性阑尾炎：S 阑尾穴、S 合谷、S 天枢、S 阳陵泉。磁片直径 1cm，厚 3mm，表面磁场强度为 0.15～0.2T。

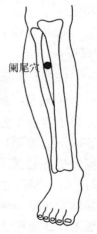

图 6-110　阑尾穴

疗程酌情而定。

穴位定位：

阑尾 足三里下2寸。（图6-110）

（二十九）静脉炎

静脉炎是指静脉无菌性炎症，发病原因有组织损伤、静脉内注射、感染、化学药物刺激等。当浅层静脉发炎时，沿静脉走行区域出现发红带，静脉周围及其远端肿胀、疼痛，触诊时局部皮肤温度升高，可触及硬索状物，有压痛。深层血栓性静脉炎，受累肢体呈弥漫性膨胀变粗、皮肤发紧等。磁疗方法见下：

敷磁法

方法一：在静脉炎两端及中间分段贴敷磁片，同时配合邻近穴位贴敷2～4片磁片。

方法二：循经取穴敷磁：每日连续贴敷，疗程酌情而定。

磁片直径1cm，厚3mm左右，表面磁场强度0.15～0.2T。

（三十）血栓闭塞性脉管炎

本病是一种中、小动脉和静脉的慢性闭塞性病变，多见于青壮年男性患者，常发生在下肢。临床表现为患肢局部血液循环障碍，主要具有下列特点：（1）患肢疼痛，受冻后感足部麻木、冰凉、疼痛，发生间歇性跛行。（2）早期患侧小腿及足背反复出现游走性血栓性浅静脉炎（呈条索状、结节状）。（3）小腿肌肉萎缩，有触电样疼痛和感觉障碍等。磁疗方法见下：

1. 敷磁法

将直径 1cm，厚 3mm 左右，表面磁场强度 0.15～0.2T 的磁片，直接顺着血管走行方向分段敷磁，磁片的数目酌情而定。如有破溃或肿胀，则采用循经取穴原则。一般敷磁 2～3 片，每日连续敷磁，疗程酌情而定。

2. 旋磁法

将旋转磁头机磁头直接作用于病变处或穴位，每日 1～2 次，每次 15～20 分钟，10～15 次为一个疗程。

第三节　其他疾病的应用

（一）盆腔炎

盆腔炎是指输卵管、子宫、卵巢感染性炎症，以及盆腔结缔组织炎和盆腔腹膜炎，以输卵管炎为多见。临床表现为下腹痛和腰痛，月经不规则或月经过多，不孕。妇科检查可发现子宫不活动，附件增厚、压痛等。磁疗方法见下：

1. 敷磁法

N 关元、S 中极、N 三阴交。根据情况可以增减穴位，如子宫内膜炎，可加 N 照海穴。选用直径 1cm，厚 3mm 左右，表面磁场强度 0.15～0.2T 的磁片。疗程酌情而定。

2. 旋磁法

旋转磁疗机磁头置于穴位处，每天一次，每个穴位治疗 15～20 分钟，10～15 次为一个疗程。

（二）经闭

经闭，也称闭经。女子已过青春期而未来月经者称原发性闭经；原有月经而中断达三个月以上者，称继发性闭经，妊娠期、哺乳期、绝经期以后停经是生理现象，不属于闭经范畴。

病因：中医学归纳为虚、实两类。虚者，由于思虑过度，久病体弱，脾虚劳损等引起血枯经闭；实者，多由气滞血瘀，痰湿阻滞，冲任不通，经血不得下行，致血滞经闭。磁疗方法见下：

敷磁法

（1）血枯：月经数月不行，面色苍白或萎黄，易倦，心悸气短，身体消瘦，月经由后期量少而渐至停经。取N脾俞、N肾俞、N气海、N足三里。

（2）血滞：月经停闭，伴少腹胀或兼疼痛，胸闷等。取S中极、S合谷、S血海、S三阴交、S行间。

磁片直径1cm，厚3mm，表面磁场强度0.15～0.2T。

（三）痛经

痛经是指妇女在行经前后或月经期出现小腹胀痛、腰酸等症状，并影响日常生活和工作。磁疗方法：

1. 敷磁法

（1）气滞：痛甚连及胸胁，痛无定处，时轻时重，月经量少。取S中极、S气海、S行间、S地机。

（2）瘀阻：行经前或月经开始时小腹拘急疼痛，按之有块，月经黑紫色而有瘀块。取S合谷、S三阴交、S归来、S天枢、S血海。

（3）因寒：行经或经后腹痛，喜按，得暖痛减，经血色淡、量少。取 N 关元、N 脾俞、N 肾俞。

磁片直径 1cm，厚 3mm 左右，表面磁场强度 0.15～0.2T。

2. 旋磁法

将旋转磁疗机的磁头置于上述穴位，每天一次，每个穴位治疗 5～10 分钟。

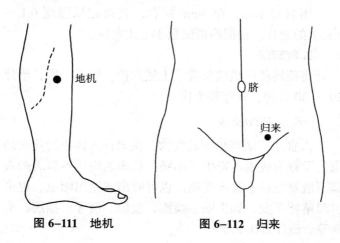

图 6-111　地机　　　　　图 6-112　归来

穴位定位：

地机　在胫骨内髁下缘凹陷中下 3 寸，胫骨后缘陷中，伸足取之。（图 6-111）

归来　脐下 4 寸，旁开 2 寸。（图 6-112）

（四）小儿泄泻

小儿泄泻分为寒泄与热泄。寒泄：泻出物色白，冷而无臭，或食物不消化，面唇色淡，四肢冷，喜热畏寒，小便清白。热泄：泻出物色黄而垢腻，或夹泡沫，有臭味，发热烦渴，腹痛，啼哭不宁，小便短赤，舌苔黄腻。磁疗方法见下：

1. 敷磁法

主穴取 N 中脘、N 天枢、N 足三里。

寒泄，加 N 神阙、N 关元。热泄，加 S 曲池、S 内庭。久病泄泻、脾胃虚弱，加 N 脾俞、N 胃俞。

用直径 1cm，厚 3mm 左右，表面磁场强度 0.1～0.15T 的磁片，根据病情贴敷于上述穴位。

2. 旋磁法

将旋转磁疗机磁头置于上述穴位，每天一次，治疗 20～30 分钟，每疗程十次。

（五）肠蛔虫病

人食用了沾有虫卵的食物，虫卵在人体内孵化为幼虫，发育为成虫，寄生于小肠。临床表现为不显著的腹部不适及急性上腹部绞痛，也可吐出或便出蛔虫，也可引起精神不安，如失眠、烦躁、夜惊、磨牙、抽筋、头痛等。磁疗方法见下：

1. 敷磁法

S 地仓、S 血海、N 天枢。用直径 1cm、厚 3mm 左右，表面磁场强度 0.15～0.2T 的磁片贴敷穴位，连续贴敷 3～4 天。

（六）耳鸣、耳聋

耳鸣是听觉器官对声响或虚构声音的幻觉，可分为主观性耳鸣和客观性耳鸣两大类。客观性耳鸣，有真正的声音存在，患者和检查者都能听到，噪音停止

第六章 磁疗的临床应用

后耳鸣消失。主观性耳鸣,只有患者自己能感觉到,检查者无法听到。耳聋是指不同程度的听力减退,或听觉丧失。磁疗方法见下:

敷磁法

(1)耳鸣

方法一:N听会、N复溜。

方法二:N地五会、N耳门、N足三里。

(2)耳聋

方法一:N翳风、N听会。

方法二:N关冲、N足窍阴。

磁片直径1cm,厚3mm左右,表面磁场强度为0.15～0.2T,每疗程5天。疗程酌情而定。

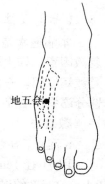

图 6-113　地五会

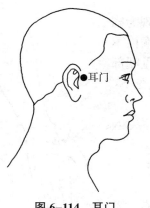

图 6-114　耳门

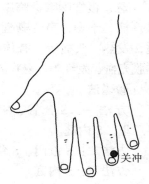

图 6-115　关冲

穴位定位：

地五会　第四、五跖骨之间上 1 寸。（图 6-113）

耳门　耳屏前上方，开口时呈凹陷处取穴。（图 6-114）

关冲　第四指尺侧指甲角旁约 0.1 寸。（图 6-115）

（七）慢性鼻炎

本病通常是急性鼻炎反复发作的结果。外界的不良刺激因素，如尘埃、干燥、潮湿、高温等长期影响，也是致病原因。查体：鼻黏膜慢性充血肿胀，鼻底部有黏性分泌物。磁疗方法见下：

敷磁法

S 迎香、S 合谷、S 风池。

用直径 1cm，厚 3mm 左右，表面磁场强度为 0.1～0.15T 的磁片贴敷穴位。5 天为一疗程，中间休息 1～2 天，连续 1～2 个月

（八）急、慢性咽喉炎

急、慢性咽喉炎临床表现为咽喉疼痛、干燥，声音嘶哑，喉内不适，发热，头痛等。查体可见咽部黏膜充血、发红等。磁疗方法见下：

敷磁法

方法一：S 合谷、N 照海、N 足三里、S 内庭。

方法二：S 液门、S 鱼际。

方法三：S 内庭。

将直径 1cm，厚 3mm 左右，表面磁场强度为 0.1～0.2T 的磁片贴

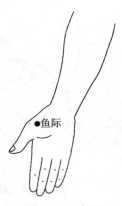

图 6-116　鱼际

敷于穴位。慢性咽喉炎可以左右两边穴位轮敷，5天交换一次，连用1～2个月。

穴位定位：

鱼际　第一掌骨中点，掌侧赤白肉际处。

（九）急性扁桃体炎

急性扁桃体炎系溶血性链球菌等细菌侵入所致。临床表现为咽部疼痛，常放散到耳部，伴有吞咽痛、发热、头痛。查体可见扁桃体发红肿大，周围组织充血水肿。磁疗方法见下：

敷磁法

方法一：S少商、S合谷、风池，均取双穴。

方法二：S合谷、S液门、S鱼际、S内庭。

用直径1cm、厚3mm左右的磁片，表面磁场强度为0.15～0.2T的磁片贴敷于穴位，日夜连续贴敷。

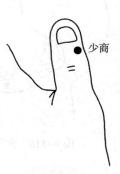

图6-117　少商

穴位定位：

少商　拇指桡侧，指甲根角侧上方0.1寸赤白肉际处。

（十）牙痛

牙痛是口腔疾患中常见的症状之一，可由多种原因引起，如牙周炎、牙龈炎、龋齿、牙髓炎等。磁疗方法见下：

1. 敷磁法

（1）下牙疼，取S合谷、S大迎、S二间；上牙疼，加 S 内庭。

（2）牙齿松动，取 S 太溪。

（3）牙龈红肿，阵阵作痛，取 S 耳门、S 丝竹空。

用直径 1cm、厚 3mm 左右，表面磁场强度为 0.15～0.2T 的磁片，根据病情贴敷于上述穴位。疗程酌情而定。

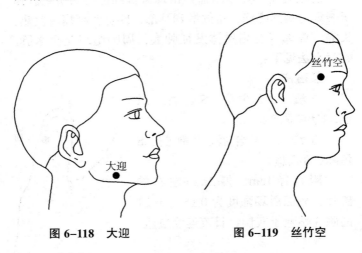

图 6-118　大迎　　　　图 6-119　丝竹空

穴位定位：

大迎　下颌角前 1.3 寸，骨陷中。（图 6-118）

丝竹空　眉梢处凹陷中。（图 6-119）

（十一）急性结膜炎

急性结膜炎由细菌感染引起，有传染性，临床表现为眼睛涩痛，畏光流泪，分泌物增多。查体可见结膜高度充血，血管扩张形成一片红色，甚至有点状出血。磁疗方法见下：

第六章 磁疗的临床应用

敷磁法

方法一：S 小海、S 合谷、S 太冲、S 商阳、S 太阳。

方法二：S 风池、S 翳风、S 大杼、S 耳门、S 太阳。

选穴时任选一组，用直径 1cm，厚 3mm 左右，表面磁场强度为 0.1～0.15T 的磁片贴敷穴位，连续贴敷，时间酌情而定。

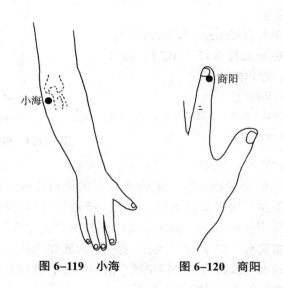

图 6-119 小海　　　图 6-120 商阳

穴位定位：

小海　屈肘向头，在尺骨鹰嘴突与肱骨内上髁之间陷中。（图 6-119）

商阳　食指桡侧，指甲角旁约 0.1 寸。（图 6-120）

穴位磁疗

（十二）皮肤慢性溃疡

皮肤组织溃烂，长期不愈，称皮肤慢性溃疡，常因创伤或感染等引起，如膝下至足三里附近溃疡。磁疗方法见下：

敷磁法

S血海、N三阴交、S筑宾、S阳陵泉。

磁片直径1cm、厚3mm左右，表面磁场强度0.15～0.2T，连续贴敷，疗程酌情而定。

穴位定位：

筑宾 内踝与跟腱陷中上5寸，腿肚边缘。（图6-121）

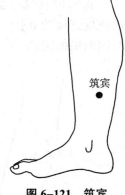

图6-121 筑宾

（十三）疔疮

疔疮是发病迅速、危险性较大的外科疾病，初起脚小根深，底脚坚硬如钉，故名"疔疮"。因部位和形状各异而名称不同，如生于人中部位称"人中疔"，生于手指尖称"蚊头疔"。临床表现：初起如粟粒，色黄或紫的水泡或脓疱，底脚坚硬，麻痒疼痛，继则红肿剧痛，多伴寒热。磁疗方法见下：

敷磁法

将磁片贴敷于S身柱、S灵台、S合谷、S委中。

磁片直径1cm，厚3mm左右，表面磁场强度0.15～0.2T。

第六章 磁疗的临床应用

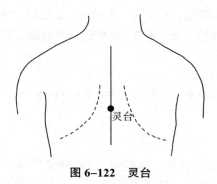

图6-122 灵台

穴位定位：

灵台 第六胸椎棘突下。（图6-122）

（十四）荨麻疹

本病俗称"风疹块"，多因过敏所致，常与消化不良或进食某种食物（如鱼、虾等）、药物、外界冷热刺激、精神因素等有关，临床主要以皮肤瘙痒异常，成块成片出现水肿性团块为主症。发病迅速，皮肤奇痒，搔之疹块突起，如蚊虫叮咬之疙瘩，其界限清楚，形状大小不一，颜色粉红或苍白，其特点是突然出现，消失也快，不留痕迹，慢性者时隐时现，缠绵难愈。磁疗方法见下：

敷磁法

（1）急性期可伴发热：S大杼、S风市、S阳陵泉、S合谷。

（2）慢性期：N解溪、N内庭。

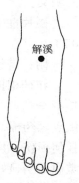

图6-123 解溪

（3）S曲池、S合谷、S膈俞、S血海、S委中。

磁片直径1cm，厚3mm左右，表面磁场强度0.15～0.25T。

穴位定位：

解溪 足背踝关节横纹的中央，踇长伸肌腱与趾长伸肌腱之间。（图6-123）

（十五）带状疱疹

带状疱疹俗称"缠蛇丹""蜘蛛疮"等，可发于肋间、腰部、腹部、四肢及颜面等处，但以肋间及腰部最为常见。本病是由病毒引起，发病后皮肤水疱成带状簇生，疼痛明显，皮肤发红，以春秋季较多见。愈后可获免疫，很少复发。磁疗方法见下：

敷磁法

将磁片贴敷于患部外围的"阿是穴"2～6片，再依不同部位循经取穴。胸部和上肢，选S合谷、S内关和S曲池等；腰部及下肢，选S足三里、S阳陵泉、S三阴交。

磁片直径1cm，厚3mm左右，表面磁场强度为0.1～0.2T。

附：带状疱疹药棉火烧疗法（头面部除外）

将药棉撕成薄薄一层，覆盖在带状疱疹上面，厚度接近全透明，如$6cm^2$燃烧时间约为3秒钟。用燃烧的纸点燃药棉，点燃时不要烧伤皮肤，燃烧后对皮肤没有任何损伤，只有一过性地痛一下，休息几分钟后自我感觉患部明显好转，一天烧一次，一般1～2次即可，作者经常使用，效果很好。

第六章　磁疗的临床应用

（十六）痤疮

痤疮，俗称"粉刺"。人体发育到青春期，由于体内雄性激素分泌增加，使皮脂腺发育增强，因此皮脂分泌增多，皮脂排出不畅，即可产生痤疮。痤疮主要发生在面部，表现为丘疹、脓疱、粉刺等。磁疗方法见下：

敷磁法

将磁片贴敷于太溪，连续贴敷 5～6 天为一个疗程，取下磁片休息 1～2 天，再按上述方法贴敷第 2 个疗程。如果面痒，加 S 极贴敷"迎香"穴。磁片直径 1cm，厚 3mm 左右，表面磁场强度 0.1～0.15T。

第七章　磁疗剂量、疗程及副作用

一、磁疗剂量

磁疗的剂量，通常是以磁场强度的大小分为不同的等级剂量。

1. 恒定磁场

一般指磁片的表面磁场强度分为三级。

（1）低磁场：每片磁片的表面磁场强度为 0.01～0.1T。

（2）中磁场：每片磁片的表面磁场强度为 0.1～0.2T。

（3）强磁场：每片磁片的表面磁场强度为 0.2T 以上。

根据临床实践，一般对人体接受磁场的总量又分为三级。

（1）小剂量：总磁场强度为 0.3T 以下。

（2）中剂量：总磁场强度为 0.3～0.6T。

（3）大剂量：总磁场强度为 0.6T 以上。

2. 动磁场

包括脉动磁场、低频交变磁场和脉冲磁场，分为三级。

（1）小剂量（或称低磁场）：磁场强度 0.1T 以下。

（2）中剂量（或称中磁场）：磁场强度 0.1～0.3T。

（3）大剂量（或称强磁场）：磁场强度 0.3T 以上。

第七章　磁疗剂量、疗程及副作用

磁场剂量除了磁场强度外，还与磁场的类型、方向、梯度、作用时间、范围，施磁方法，磁体与人体皮肤间的间隙大小，患者的个体差异均有关。在选择磁场强度时，应注意两个方面：

（1）个体差异。年老、体弱及幼儿，尤其是对磁场敏感的患者慎重对待，宜用小剂量。如疗效不明显而又无副作用，可适当增加磁场强度，磁场作用时间宜短。

（2）施磁部位的不同。头、眼、颈及心前部宜用小剂量，作用时间短。背部、腰部、腹部及四肢用中剂量。臀、大腿可用大剂量，时间酌情而定。

二、磁疗疗程

磁场治病是一种物理疗法。磁场作用于经络穴位或患处，引起生物学效应进而产生治疗作用，是需要一定的时间或治疗次数的。有很多疾病经过一个疗程之后，如果病情未见明显好转或治愈，应间隔一定时间后再进行第二个疗程，不建议不间断应用磁疗。这是因为人体组织细胞与神经末梢对磁场刺激有一定的适应性，通过磁场刺激作用，已产生了适应，若再刺激，也不易引起反应，体内不会产生有利于治疗作用的生物学效应。只有适当休息，人体组织细胞与神经末梢恢复了对磁场刺激的反应，才可以继续发挥磁场的治疗作用。所以，疗程之间要有间歇。

疗程的长短应根据病情与治疗方法而定。病程短，病情轻，急性病病变部位较浅，疗程可短。如治疗感冒，用敷磁法，症状消除后即可去磁片。用静磁场，贴敷法一般7～10天；用动磁场，连续治疗7～10次为一个疗程。慢性病疗程较长，如用贴敷法，一般3～4周为一个疗程，中间5～6天调整一次，有的还可延长至每个疗程2～3个月。如用动磁法，一般15～20次为一个疗程，疗程间休息5～10天，一般在症状消失后，再治疗一周左右，以巩固疗效。

三、磁疗的副作用

磁疗的副作用指在磁疗的过程中出现非治疗目的的作用。副作用的确定，应排除与病情无关，治疗前又没有表现，仅与磁疗有关，停止治疗后副作用减轻或消失。关于磁疗的副作用，我们应注意以下几个方面：

1. 副作用的发生率：一般为5%～10%。

2. 副作用的表现：心慌、心悸、血压下降、头晕、乏力、气短、失眠、嗜睡、兴奋、恶心、胃部不适、疼痛加重、皮炎、出汗及白细胞暂时降低等。

3. 副作用发生的时间：多在磁疗后2天内，且大多在6小时以内发生。

4. 副作用持续的时间：一般持续2天以内较多，轻者可自行消退。较明显者，停止磁疗后副作用亦随之消失，不留后遗症。

5. 产生副作用的因素：年龄、体质、部位、穴位、磁场类型、磁场强度、方法和作用时间等。如敷磁法较旋磁法与电磁法更易产生副作用，强磁场、大剂量较弱磁场、中磁场、小剂量、中剂量更易产生副作用。

6. 副作用的处理：副作用较轻一般不需要处理，

第七章 磁疗剂量、疗程及副作用

可以继续治疗。副作用较明显且不能自行消失时,可以降低磁场强度,或改变磁疗方法。通过上述方法副作用仍不能消失时,应该停止磁疗。若是皮肤出现瘙痒,按皮肤病的治疗方法处理。

第八章　磁疗的禁忌证及注意事项

一、磁疗的禁忌证

磁疗目前尚无明确的和绝对的禁忌证，对以下情况应慎用或不用：

1. 严重的心、肺、肝、肾疾病患者；
2. 有出血或出血倾向者；
3. 带有心脏起搏器者，不宜在胸背部进行磁疗；
4. 体质极弱者；
5. 急性高热者；
6. 孕妇下腹部不宜磁疗，某些经络穴位不宜磁疗；
7. 头颈部慎用强磁场。

二、磁疗的注意事项

1. 用磁片贴敷时，应对准穴位或患部，用 N 极或 S 极。根据我们应用的经验，一般主张 S 极与 N 极的磁场都进入经络系统，以刺激经络系统的自我调节。对于风、寒、湿所致疾病以及慢性病以 N 极贴皮肤，热病、急性病用 S 极贴皮肤。在选用多个穴位时，根据疾病和穴位不同选用不同的磁极贴敷。

2. 旋磁法治疗时，电动机转动后，其磁场强度急速下降，如 0.15～0.4T 的磁片，电动机转动后，动磁场的强度为 0.06～0.15T，作用于人体的磁场大为减弱，

第八章 磁疗的禁忌证及注意事项

因此治疗时,应将旋转磁疗机机头紧贴治疗部位的皮肤。旋转磁疗机磁头旋转时产生的震颤和响音,在治疗头、眼疾病时应当加以注意。

3. 产生效果的时间,一般急性病比慢性病显效快。如青年感冒头疼,贴敷穴位后,往往短时间就可止痛;而慢性病贴敷穴位后,多在一天以后才见效。

4. 如何巩固疗效?磁疗产生效果后,如何达到痊愈,要注意两个方面:一是避免致病因素侵入,如风湿性腰腿痛,见效后应避免潮湿和寒冷的刺激;二是症状消除后,继续治疗一段时间,巩固疗效,以防复发。治愈后也要预防致病因素的侵入。

5. 磁疗与药物的配合。磁疗属于物理疗法,没有可见物质进入人体,只是用磁场作用于穴位或患处,使人体自身进行调节以达到治病的目的。药物是有形的物质,进入人体可以直达患处。所以磁疗与药物可以配合使用。若二者配合得好,可以提高疗效,缩短治疗时间。如中风后遗症,磁疗与中药配合,同时进行康复训练,效果更好。

附 录

精简配穴之临证心得

何经恕 詹永康

兵在精而不在多,将在谋而不在勇,针灸配穴,贵在精简。先哲如华佗、扁鹊、徐文伯、窦汉卿、高武、李梴、徐凤、杨继洲、李东垣辈,近贤如黄石屏、魏庭南、承淡安、陆瘦燕氏,均用穴不过二三,往往应针而起沉疴,盖以其辨证精微,洞察症结,知其病根所在,明其施治之机也。

余等穷研古训,证之临床,素主取穴宜少而精,或上病下取,下病上取,中病旁取,旁病中取,或左右巨刺,上下相应;或从阳引阴,从阴引阳。补泻手法,则用迎随浅刺,必要时深而透之,尽可能值时开穴,以收事半功倍之效。兹将本人用穴心得,简介如下。

(一)上病下取(胬肉攀睛)

杨某某,女,48岁,湖南新生印刷厂工人,1979年2月12日就诊。患胬肉攀睛3个月,经中西药内服外点治疗罔效。症见右眼外眦赤脉如缕,白睛表层增厚,呈三角形肉状胬起,横贯白睛,遮蔽瞳仁,红痛涩痒,眵泪俱多,视物模糊。伴眩晕、口苦而渴、稍有寒热、小便赤涩等症。舌边尖红,苔薄黄,脉象弦数。

《审视瑶函》指出此病乃"脾受肝邪",《医宗金鉴》指出:"目中胬肉心火成。"《百症赋》又谓:"攀睛功少泽肝俞之所。"因思此例胬肉发自外眦,为胆经所过,综观脉证,应清泻肝胆风热。患者来诊为下午4时许,恰值庚日甲申时开胆经本穴足临泣之良机,故单取对侧足临泣一穴。

用针泻法(迎随呼吸补泻浅刺)。下针俄顷,患者顿觉目内清凉,视物稍清,留针15分钟。起针后,检视胬肉稍有缩小,次晨检查,胬肉消失大半。随访年余,据云胬肉渐消。笔者过去针治此证,取睛明、少泽、肝俞等穴,大都需3～5次始奏效,而此例仅取独穴一针而愈,当为证穴相应及流注开穴之妙。

(二)下病上取(肠功能紊乱)

张某某,女,49岁,第八设计院干部。1977年11月14日初诊。自诉患急性阑尾炎手术后腹胀痛7年,加剧约半年,经某医院多次检查为肠粘连、肠功能紊乱。因患者畏惧再次手术,仍长期服用中西药,却无明显效果。现腹胀满而隐痛绵绵,食后更甚,喜按(经常需用布带捆紧腹部),喜热熨,纳差,大便干结,数日一行。面色萎黄,略带浮肿,舌苔薄腻,脉象沉弦,触诊腹部无明显肌紧张及反跳痛,而天枢、中脘、腹结、大横等穴均有压痛。久病多虚,面黄纳差,腹隐痛,喜按、喜温,均为脾胃虚寒之象,而腹痛胀满,便秘,脉弦,又为虚中夹实之症。胃肠募穴之压痛,足以说明胃肠不和,当先解除肠粘连。以往有屡刺地仓解除蛔虫性肠梗阻之经验,又考地仓虽远在口角两旁,然为胃经、大肠经、任脉、阳四经交会之穴，不妨借取。乃令患者松解布带，用毫针斜向下方刺入地仓穴3分深，留针半小时。针时患者自觉腹中蠕动，肠鸣不休，嗳气、矢气频作，知为清升浊降之佳兆，抽针后，腹膨满立即松解大半。

11月21日复诊：上次针后，诸症消失大半，已不再需布带捆腹，大便通畅，每日一行，饮食增进，精神愉快，面色红润，舌苔薄白，脉象沉缓。效不更方，仍如上法刺地仓穴，留针半小时，针感甚于初诊，针后诸症全消，1982年1月随访，未再发。

（三）中病旁取（重舌）

邓某某，男，27岁，耒阳上堡公社石市大队会计，1963年4月3日初诊。患者自前年2月起舌下肿硬疼痛，不能饮食，经衡阳某医院检查为舌下囊肿，手术摘除，3个月后又复发如故，屡经中西药治疗，时轻时重。近日因误食鱼腥致舌下肿硬更甚，饮食难进，烦渴引饮，小便赤涩，大便燥结，痛苦万状。诊视舌下连根处（韧带）红肿胀突，约2厘米厚，形如莲花，满布黄白脓点，舌体强质紫暗，舌面中心有一条裂纹直达舌尖，舌根有薄黄燥苔，脉来弦滑鼓指。舌乃心之苗，脾脉挟咽连系舌本，散舌下。此为心脾积热，火毒循经上炎，气机壅滞，血络郁闭。遵《针灸集成》治重舌、舌裂、舌强之法，先用毫针重泻心经子穴神门，次泻脾经井穴隐白及三阴交，留针半小时。

针时虽无显性感传，但气至病所，自觉舌下肿痛有所减轻，次日即稍能进流质食物。继以上法连针7次，重舌消去三分之二，针至 12 次全消，饮食如常，随访半年情况良好。

(四) 左病右取 (结核性胸膜炎)

冯某某，男，29 岁，长沙玻璃纤维厂工人，1978 年 10 月 9 日初诊。主诉左胸痛，咯痰不爽年余，加剧 2 月。去年春因咳嗽、寒热，经住某医院检查，确诊为结核性胸膜炎，出院后病情时重时轻。2 个月前，复因感冒引发，诸症加剧，咳嗽声嘶，咯痰不爽，胸痛不能转侧。近半月来，气促加重，午后低热，饮食不思。又经某医院 X 线检查为胸腔积液，曾抽液、内服抗生素、注射链霉素治疗，均无明显效果。全身消瘦，面色无华，舌苔白腻、中剥，脉来滑数。证属悬饮，治拟清肺化痰，补土泻水。约定下午 2 时 (未时) 施针，先开右尺泽 (合水穴)，用泻法，次用针补右太渊 (俞土穴)，均用迎随呼吸补泻浅刺。针后觉左侧背部似有气徐徐下降，胸痛顿减。

10 月 16 日复诊：上次针后，尿量倍增，胸痛日渐减轻直至消失，咳痰气促均已轻微，声嘶已复，潮热已除，胃纳见佳，面色转红。再如上法针刺 2 次，诸症全消，追踪观察 2 年，未见复发。

(五) 上下相应 (海绵状血管瘤)

武某某，男，58 岁，湖南省机械工业学校干部，1976 年 9 月 27 日初诊。患者在抗日战争时期头部囟门处曾受重伤，6 年前伤处肿胀突起，形成高 2cm、长 5cm 的海绵状血管瘤，经常头痛欲裂，视物昏花，耳鸣阵作，神疲嗜卧，右臂不能上举，右腿痿软，拄杖行走尚需搀扶，工作紧张时血压经常高达 220～260/140～160mmHg，曾长期服中西药治疗，无效。患者痛苦万状。诊察：面色晦暗，舌胖质红，舌边有紫暗瘀块，脉象右弦左涩。脉证合参，其血压升高及右下肢痿软，均为瘀血凝滞，痹阻经络，肝风痰浊上蒙清窍所致，法当活血化瘀，佐以养阴息风。先取膈俞，针用泻法，次取三阴交，针用补法，均留针半小时。起针后，头痛诸症均有所减轻。

10月4日复诊：上次针后，诸症日渐减退，头部肿瘤缩小，血压稳定在180/120mmHg，继用上法治疗，留针15分钟。

10月10日三诊：诸症续减，头部肿瘤继续缩小，血压降至170/110mmHg，再如上法针刺膈俞、三阴交，留针15分钟，针后次日，头顶肿瘤全部消失，血压降至160/100mmHg，头昏痛等症亦随之全止。追踪观察5年，证情及血压一直稳定，健康状况良好。

（六）前后相应（胸部撞伤）

李某某，男，44岁，长沙市制革厂干部，1975年9月15日就诊。因被击伤右胸第四肋间隙靠胸骨1.5厘米处，局部肿胀隆起，稍见青紫，吞咽、咳嗽或深呼吸时，均引痛彻背，日轻夜重，睡卧不能转侧，天阴时更见胸闷、背胀、气促。屡经中西医骨科检查，未发现骨折，诊断为肋间神经痛，经内服、外敷、按摩等法治疗，均无明显效果。现见右胸第一侧线足少阴肾经神封穴处，有3cm×5cm肿块一个，漫肿无头，质软色青，压痛明显。舌质红赤，舌边有紫黯瘀斑，脉象弦细。先针补双侧肾俞穴 3 分深，下针俄顷，患者自觉有针感如电流样反射至胸部伤处，留针 10 分钟后起针。次针巨阙 5 分深，平补平泻（先令患者双手抱后脑），下针后顿觉有电流感射向伤处，胸部宽快异常，立即起针，胸部压痛随之减轻。次日起床，胸痛全止，第 3 天胸部肿胀完全消失。此后四季气候变化，亦无任何不适感，追踪 3 年，情况良好。

按：胸部内伤瘀血作痛，一般取内关、膈俞，《百症赋》则有"胸膈停留瘀血，肾俞巨髎宜征"之句，据近贤考证，巨髎当为巨阙之误，证之临床，确实如此。

针灸医案八则

何经恕

（一）梦游症

雷某某，男，30 岁，安化县大荣公社雷家大队干部，1975 年 10 月 15 日初诊。自诉长期失眠，心烦不寐，全身胀痛，食欲减退。每当熟睡后，便半夜起床，跑到山上，已 3 个多月，自己一无所知。延医服汤药治疗无效，反致头晕胸闷，口干不思饮水，小便黄，大便正常。

查体：颜面萎黄，全身消瘦，精神萎靡，少气懒言，左脉沉细数，右脉滑大。证属血热夹痰，虚火上炎。针治泻膈俞，补三阴，泻丰隆，灸关元，针后头晕减轻，舌面多津液。

次日复诊：自述睡眠好转，食欲增进，除腰胀外，全身有舒适感，经询问梦游停止。

针治补大敦，针风市，灸关元，补足三里。

三诊：自述睡眠比前晚更佳。易熟睡，整夜安眠无梦，头晕腰胀减轻，食欲尚可，微腹满。看书时出现头昏心慌，口中黏腻，小便黄，大便干结。

针治泻阴陵泉，补承山、少府、太白，泻丰隆、支沟，补照海，连续针治6次，患者面色红润，表情正常而痊愈。

1977年春，患者来信，告之梦游症治愈后已2年未复发。

按：梦游症在临床中比较少见。根据患者的主诉及检查结果，脉症合参，证属痰火上扰神明之故，阴虚阳亢，痰火上迫。因取关元、三阴交，益阴精，降虚火；膈俞活血化瘀，配三阴交畅通血液；泻丰隆以去痰火。丰隆为足阳明胃经之脉，络别走太阴，其性通降，从阳明以下行，得太阴湿土以润下也。一次针灸后，整夜睡眠安适，夜游停止。继之根据患者的自觉症状，灵活施治，竟获痊愈，2年来未复发。

（二）乳疱疮

刘某某，男，40岁，湘潭电厂干部，1974年10月1日初诊。因于1963年起患多发性疖肿，最初仅三四颗，逐步蔓延全身至百余颗，疼痛化脓，奇痒无比，此愈彼发，四季无休止，已达11年。曾多处治疗无效，改往上海某医院皮肤专科治疗，经诊断为乳疱疮，系"非洲多发性皮肤病"。

查体：背部、腹部、腿部均有脓疱疮约100余颗，红肿有头，脉数。证属阴虚血燥，湿热熏蒸。针治泻膈俞，补三阴交，针时患者顿觉全身凉爽，疮疖瘙痒疼痛缓解，嘱忌辛辣发物及房劳。

10月3日复诊：自述夜间睡眠良好，全身脓疱疮已萎缩，针后未再出现发痒现象。针治同上。

10月5日三诊：自述脓疱疮痒感已停止，全部愈合结疤，要求再针治1次。针治同上。

1975年2月患者来信，告知3个多月来疾未复发。1982年5月随访，历经7年，疗效巩固。

按：乳疱疮为我国少见的一种皮肤病。三阴交为脾经主穴，系肝、脾、肾三阴之交会，具有补脾阴、益肝肾的独特功能，与膈俞（八会穴之血会）配合，则有滋阴养血、活血化瘀、消炎、杀菌的作用，故按上法针疗3次即愈。

（三）口糜

周某某，男，55岁，工人。1978年9月1日初诊，因高热39.5℃，内服磺胺片，次日即发生口腔及舌面糜烂，不能进食，曾在局部涂甘油及注射维生素B等，症无改变。

查体：口腔糜烂如水泡破裂状，舌面表皮呈小块开裂，色泽鲜红，言语时灼痛，脉滑数，尺虚，证属热毒炽盛。针治手中都穴（又名外劳宫），沿皮向手指斜刺入2分许，吸气进针，留15分钟后，呼气出针。针后口腔内有凉感，舌面及舌根灼伤感稍有改变。

9月2日复诊：自述今日能喝牛奶、豆浆等，但舌尖及舌前部1/3处溃疡仍未消失。针治泻神门，补经渠，留针15分钟。

9月3日三诊：舌尖及前部溃疡呈愈合状。自诉上腭及两颊仍有疼痛及灼热感，舌尖稍干燥，仍不能正常进食。针治泻神门，针后当天能吃稀粥，2日后痊愈。

按：手少阳三焦以相火主令，胃气不得下降，则三焦相火郁遏，致口舌糜烂。外劳宫是经外奇穴之一，分布于手少阳三焦经区域。泻外劳宫以直接泻相火，挫其燎原之势；相火上炎则君火从之，故继之泻神门，滋水则火熄；补经渠乃取金水相生之义而承制之；液门属三焦火穴，泻之是治其根本。此法通治各种原因所引起的口舌糜烂症，均有卓效。

（四）落发症

魏某某，女，20岁，长沙东塘第八设计院工人，1977年12月26日初诊。主诉近日来经常脱发，脱发量多，几成秃头。月经仅20天1次。脉象左脉细数，右脉沉弦。针治泻膈俞，补三阴交，嘱忌进辛辣、羊肉、犬肉等热性食物。

1978年2月6日复诊：自述针后1个多月来未出现落发现象，头发长得更密。但仍吃少量辣椒，月经提前现象好转。针治同上，兼嘱忌热性食物。

1980年3月随访，1年来头发未落，月经正常。

按：发为血之余，血虚血热，不能滋润发囊，是以毛发脱落，如同枝叶枯萎。应从滋血润燥为治。泻膈俞、补三阴交者，是养血润燥，调整气血，濡养发囊，故应手而愈。

（五）重症肌无力

粟某某，女，11岁，1969年5月3日初诊。双眼睑下垂，睁不开。经湖南医学院（今中南大学湘雅医学院）某附属医院诊为重症肌无力。脉象关脉虚。针治补陷谷，针尖顺胃经走向，斜刺1分许，呼气进针，吸气出针，留3分钟后起针。经针治3次，双眼开合自如，恢复正常而愈。

1982年随访，该症历十余年未复发。

按：足阳明胃经起于承泣，终于厉兑，胃主肌肉，润宗筋束骨而利机关，双眼睑下垂，乃脾胃之虚象。余在疗程中始终以陷谷为主，因陷谷乃阳明胃经输穴，土中之土，故补之应手而愈。

（六）哮喘

廖某某，女，3岁，1974年6月3日初诊。其母代诉：因出生时胞衣破裂，女孩将胞浆水吸入肺内，在哺乳期即患哮喘，日夜喉头如拉锯声，夜间更重，多方医治无效。脉象浮滑。针治点刺补太白，泻丰隆，不留针。

6月5日复诊：针治后，当晚哮喘声减轻。上穴继续针治4次，哮喘即已缓解。

1982年4月随访，小孩已入小学，哮喘从未复发。

按：此例哮喘，证属脾虚，故针治从补脾着眼。余点补太白，正是补脾之法，乃培土生金之意；泻丰隆意在解热祛痰。标本兼治，故病愈后无反复。

（七）十二指肠溃疡

戴某某，男，34岁，湘潭市城建局工作，1963年2月1日初诊。胃脘痛达20年，经各地医院钡餐及胃镜检查确诊为十二指肠球部溃疡，曾长期服中西药治疗，无明显效果。食纳不佳，每餐仅进食二两，腹部胀痛，大便呈酱色。

查体：面色如土，全身消瘦，脉象沉紧。针治补隐白，泻内庭，循经浅刺，行呼吸捻转手法，留针半小时，针后矢气频作，腹胀消失。

2月3日复诊：自述胃痛减轻，食欲好转。治疗同上。

2月5日三诊：自述胃痛已止，食欲畅进。

1964年随访，胃病未发，午餐可进食5两。1980年再次追访，身体情况良好，胃痛未复发，坚持工作。

按：此例十二指肠溃疡，证属脾虚胃实。隐白属脾为太阴之根，补之大益脾气；内庭属胃为荥穴，土中之火，泻之以镇痛，增食欲，畅消化。胃为水谷之海，十二经之母，胃痛既止，食欲增进，廿年痼疾，即获解除。

（八）肾下垂

丁某某，女，35岁，长沙某织布厂工人，1977年3月3日初诊。自诉1972年起患腰痛，逐年加剧。1975年来因剧痛经常半休，经医院检查双肾下垂2cm。平日不能仰卧，诊得两尺脉虚。针治补复溜、太溪。

针治后右肾区痛止，左肾区仍痛。仍如上法每周针治1次,连治3次后,双肾区疼痛消失,复去医院检查,双肾恢复正常。两年来能正常工作,体重由46.5kg增加到57.5kg。

按:此例肾下垂,证属肾虚。根据治病求本,"虚者补之,陷者举之"的治则,当以升提下陷为治。复溜为肾经之经穴,经主气,有补中益气之功,昔贤有"针经则升"之明训,故复溜能起升提作用;太溪为肾经输穴,按针灸治疗法则,"假令补,在应补之穴补一针,并在该经输穴补一针",相辅相成,故肾下垂能应针而效。

经穴敷磁治疗痤疮45例

艾成松　唐娟辉

痤疮,俗称"粉刺"。人体发育到了青春期,由于体内雄性激素的分泌增加,使皮脂腺发育增强,因此皮脂分泌增多。如果皮脂排出不畅,即可能长痤疮。痤疮主要发生在面部,表现为丘疹、脓疱、粉刺等。部分患者感觉发痒,严重时感觉疼痛。我室采用经穴敷磁治疗痤疮45例,效果满意,现报告如下。

1. 临床资料

45例中,男30例,女15例;年龄最小15岁,最大20岁。

病程最短6个月,最长2年。

2. 治疗方法

（1）选穴：太溪（下肢的内踝与跟腱之间凹陷处）、迎香（鼻翼旁 0.5 寸，鼻唇沟中）。

（2）磁片规格：采用铈钴永磁片，直径 12.5mm，厚 1.5mm，表面磁场强度为 0.12～0.15T。

（3）经穴敷磁方法：将磁片 S 极贴敷在太溪穴皮肤上（磁片先消毒），另用 3cm×3cm 医用胶布固定在皮肤上，连续贴敷 5～6 天为一个疗程，取下磁片休息 1～2 天，再进行第 2 个疗程。如果面痒，加 S 极贴敷迎香穴。

3. 疗效标准

治愈：炎症消退后半年未见复发。显效：发炎处颜色变暗，症状明显消退，发作间隔期延长。有效：症状减轻。无效：治疗前后无变化。

4. 治疗结果

在治疗的 45 名患者中，临床治愈 27 例，占 60%；显效 13 例，占 30%；有效 3 例，占 6%；无效 2 例，占 4%。

5. 典型病例

病例 1：周某某，男，20 岁，学生。面部脓疱已有 2 年，中西药治疗无效。2000 年 9 月 20 日，用经穴敷磁，左、右太溪各贴一片，一个疗程后，没有新的脓疱增加；两个疗程后，炎症开始消退，共 8 个疗程治愈。但不能吃辛辣等刺激性食物。

病例 2：孟某某，女，21 岁，学生。面部痤疮 2 年，常感染流水，喜食辣椒等刺激性的食物。2001 年 6 月，太溪敷磁一疗程后，症状明显减轻，4个疗程后，基本痊愈。中断治疗和吃辣椒等刺激性食物，即现少量痤疮。继续治疗一个月后，达到痊愈。

6. 体会

人体的足少阴肾经穴，不但治疗经络循环分布的疾病，而且还对内分泌系统的一部分疾病有调节作用。因此刺激太溪穴，可以治疗痤疮。

预防和治疗痤疮时，要经常用温水和香皂洗脸，多吃蔬菜和水果，少吃含脂肪多的食物，忌饮酒，不吃辛辣等带有刺激性的食物。

经穴敷磁治疗中风偏瘫 80 例

艾成松

摘要：本文中患者经过 8 年来的观察，治疗结果：临床治愈 20 例，显效 52 例，无效 8 例，有效率 90%。经穴敷磁对于中风偏瘫患者有迅速康复的作用。特别是中风时间越短，治疗效果越好。

关键词：中风；经穴敷磁

中风又称脑卒中，是常见急症之一，发病后有 2/3 的患者留有偏瘫。近年来，我室采用经穴敷磁治疗中风偏瘫 80 例，效果满意，现报告如下。

1. 临床资料

80 例中，男 58 例，女 22 例；年龄最小 30 岁，最大者80岁,其中30～70岁68例。

病程最短7天,最长20年,其中1～3个月60例,3个月以上20例。

偏瘫部位:男性58例,左侧偏瘫25例,右侧偏瘫33例;女性22例,左侧13例,右侧9例。

2. 治疗方法

(1)选穴:头颈部选取百会(此穴短时敷磁)、听会、颊车、地仓、风池、大椎、肩井,病损对侧运动区、感觉区、言语区。肢体选穴:上肢选肩髃、曲池、手三里、间使、外关、列缺、合谷,下肢选环跳、风市、丰隆、阳陵泉、悬钟等。

(2)磁片规格:采用铈钴永磁片,直径12.5mm,厚1.5mm,表面磁场强度为0.12～0.15T。

(3)经穴敷磁方法:一般每次选5～7个穴位,根据病情贴患健侧或两侧。用S极或N极贴敷穴位皮肤,另一侧用3cm×3cm医用胶布固定在皮肤上,主张S极和N极的磁场同时进入经络,连续贴敷3～6天后检查或更换一次穴位。一般2～4个疗程,每疗程3～6天。

3. 疗效观察

疗效标准:主要根据肢体恢复程度来判断。

基本治愈:肢体活动基本正常,言语清楚,基本能生活自理。显效:肢体活动明显改善。无效:无任何进展。

4. 治疗结果

在所治的80例患者中,基本治愈52例,占65%;

显效 20 例，占 25%；无效 8 例，占 10%。

5. 典型病例

病例 1：江某某，男，61 岁，农民。患高血压中风，左侧下肢完全偏瘫，左手指、手掌和左脚趾肿大，已卧床一月，不能翻身，整天昏睡，口流唾液，经当地中西医治疗无效。1992 年 11 月 30 日，用经穴敷磁，选穴 7 个：百会（N 极贴皮肤）、右侧听会（S）、右上肢的肩髃（N）、曲池（S）、手三里（S），右下肢的风市（S）、悬钟（S）。贴敷两天后，即可搀扶下床，第三天后可自行下床。左手指、左脚趾肿得更大，取下磁片休息三天，左手指、左脚趾基本消肿后，按上法再贴敷三天，患者已能扶杖步行。14 天后，各种症状消失，一个月后能从事轻体力劳动，一年后回访再未复发。

病例 2：苗某某，男，62 岁。1995 年 6 月 25 日就诊。家属代诉：两个月前右侧中风偏瘫，嗜睡，大小便失禁，失语，经岳阳市某医院 CT 检查，发现脑中病灶 4 个，经该医院治疗 50 多天，右侧肢体仍不能运动，大小便失禁，失语，医院劝其回家疗养。后到我室，经穴敷磁，选穴百会、听会、风池、肩髃、关元、手三里、阳陵泉。一周后，大小便有感觉，并可以在他人扶持下行走 50 多步，四个疗程后，已能扶杖步行，部分生活可以自理。随访 2 年，无复发。

6. 讨论

临床经穴敷磁治疗中风偏瘫，是一种很有效的治疗方法。磁场这种物理能作用于穴位，循经传感，通调气血，达到治病的目的。治疗愈早，见效愈快，疗效愈好；后遗症时间愈长或再次复发，疗效愈差，甚至无效，可能是大脑部分区域血液的供应早已停止，产生无法恢复的损伤，以其功能难以恢复。所以发病后及时磁疗，通过磁场的适宜刺激，使相应脑区血流增加，未完全坏死的细胞早期复原，故疗效显著。且本法经济节约，无损治疗，值得推广。

静磁治疗感冒 80 例

艾成松

湖南平江五中磁疗室　　　　410417

摘　要：利用静磁场的能量，作用于经络穴位足三里、大椎等穴治疗感冒。结果表明，一定磁场强度的静磁场刺激穴位后，通过经络系统的调节作用，提高了人体的抗病能力，达到治愈感冒的目的。

关键词：静磁片；穴位；感冒

感冒，俗称"伤风"，是最常见的由各种病原引起的上呼吸道疾病。当身体受凉、淋雨等而抵抗力下降时，便可导致本病发生。传染源是患者或带病原者，病原通过空气传播，发病率高、传染性强，四季均可发生，冬春季多见。好发于各个年龄段，其中病因大致分为风寒、风热等。我们用静磁穴位疗法治疗感冒 80 例，总结如下。

1. 一般资料

本文治疗 80 例感冒患者，均是本校中学生、老师及家属，其中男 35 例，女 45 例。4 岁至 10 岁 2 例，11 岁至 20 岁 70 例，21 岁至 45 岁 8 例。病程最长 7 天，最短半天。临床自觉症状：(1) 恶寒发热，头痛，无汗，鼻塞流涕，全身酸重，有的咳嗽，属风寒感冒者 72 例。(2) 发热恶风，有汗或无汗，口干微喝，喉痛，有的吐黄痰，属风热感冒者 8 例。

2. 治疗方法

（1）选穴：印堂、大椎、曲池、合谷、足三里。

（2）磁片规格：采用铈钴永磁体磁片，直径 1cm，厚 3mm，表面磁场强度 $0.1 \sim 0.15T$。

（3）经穴敷磁方法：一般选用三个穴位，即用 N 极一侧贴敷足三里穴，左、右脚各一片。S 极贴敷大椎穴，另一侧用 3cm×3cm 医用胶布固定在皮肤上。热重时，加 S 极贴敷曲池；头痛，加 S 极贴敷合谷；鼻塞、头痛较重时，加 N 极贴敷印堂。贴敷时间一般 1～2 天，最多 5 天。

3. 治疗结果

经过敷磁片后，6 小时后，2 例症状消失；12 小时后，20 例症状基本消失；24 小时后，28 例症状消失；贴敷 2 天后，20 例症状消失；贴敷 5 天后，症状消失 10 例。

4. 体会

感冒是一种常见病，用常规方法可以治愈，但贴磁见效快、经济（磁片可多次利用）、安全、操作简便、无副作用，适合家庭应用。

穴位磁疗

对于体弱易感冒者,穴位敷磁选用不同穴位,可以增强体质,预防感冒发生。

在磁片贴敷穴位过程中,应注意磁极的选用,N极为补、S极为泻,效果更好。